INTERMITTIERENDES FASTEN

Wie Sie Mit Intervallfasten Ihr Fett Effektiv Verbrennen

(Mit Kurzzeitfasten Gesund, Schnell Und Effektiv Abnehmen Für
Ein Langes Leben)

Sandra Holtzmann

Herausgegeben von Alex Howard

© **Sandra Holtzmann**

All Rights Reserved

Intermittierendes Fasten: Wie Sie Mit Intervallfasten Ihr Fett Effektiv Verbrennen (Mit Kurzzeitfasten Gesund, Schnell Und Effektiv Abnehmen Für Ein Langes Leben)

ISBN 978-1-77485-048-0

INHALTSVERZEICHNIS

KAPITEL 1: WAS DARF ICH ESSEN? 1

KAPITEL 2: WAS BEDEUTET INTERMITTIERENDES FASTEN? 4

3.3   WAS GILT ES BEIM INTERMITTIERENDEN FASTEN ZU BEACHTEN? 7

KAPITEL 3: WIE DU DAS FASTEN POSITIV BEEINFLUSSEN KANNST 11

KAPITEL 4: HÄUFIG GESTELLTE FRAGEN ZU INTERMITTIERENDES FASTEN .. 16

SPINATAUFLAUF MIT HÜTTENKÄSE 19

KAROTTENSUPPE VERFEINERT MIT ERDNUSS 20

VEGETARISCHES CHILI 22

SÜßKARTOFFELN 24

ZITRONENJOGHURT-VITAMINBOMBE 26

KERNIGER BEERENBECHER 27

ALOE-VERA-FRUCHTJOGHURT 28

SMOOTHIE-BOWL (~ 600 KCAL) 29

HAFERBREI MIT CHIA 31

FRÜCHTEQUARK MIT BEEREN 32

BEERENSMOOTHIE 33

FETA-SPIEßE (~ 325 KCAL) 34

MEDITERRANER AUFLAUF 36

PFIFFIGES RÜHREI MIT TOMATEN 38

ZANDER MIT MÖHREN 39

INDISCHE LINSENSUPPE 40

"FALSCHE" POMMES MIT ZWEIERLEI DIP (~ 475 KCAL) 41

PUTE AUF PFANNENGEMÜSE 43

KNACKIGES KARTOFFELBRÖTCHEN 45

LOW CARB PIZZA 46

VEGANER WALDORFSALAT 48

ZUCCHINIRÖLLCHEN (~ 275 KCAL) 49

KÜRBISGEMÜSE MIT PFIFF 50

WOLKIGER SCHNITTLAUCH-AUFSTRICH 52

HÄHNCHENBRUST MIT WALNUSS-PETERSILIENPESTO 53

PROTEINREICHER FELDSALAT 55

PAPRIKA - QUINOA SALAT... 57

KÄSEOMELETTE 58

FRÜCHTEQUARK MIT BEEREN 59

BANANENPFANNKUCHEN.. 60

FRÜHSTÜCKS-FRITTATA MIT RÄUCHERLACHS.. 61

FRUCHTBOWL... 63

BANANEN-QUARK 64

TOFU MIT MISO UND GEMÜSE 65

PIZZA, FLAMMKUCHEN, QUICHE.. 66

GRÜNER SALAT MIT HIMBEERDRESSING... 68

ROTE LINSEN SALAT 69

PFIFFIGES RÜHREI MIT TOMATEN 70

KNUSPERMÜSLI (ZUM BEVORRATEN).. 71

SOMMERLICHER KOKOS-KRAUTSALAT 71

MÜSLI MIT OBST 73

FRÜHLINGS-AUFLAUF 74

DATTEL-BÄLLCHEN 75

SMOOTHIE MIT ERDBEEREN UND PISTAZIEN 76

KOKOS –BLUMENKOHL 78

ENTENBRUST MIT GEMÜSE 80

KNACKIGES KARTOFFELBRÖTCHEN... 82

KNOBLAUCHBROT MIT PUTE 83

TRADITIONELLES PAPRIKA-GULASCH... 83

PFIRSICH-KÄSE-MOUSSE 85

PELLKARTOFFELN MIT KRÄUTERQUARK 86

BEEREN-SMOOTHIE.. 87

GEBACKENER HONIG-SCHINKEN 88

SCHINKEN-KÄSE MUFFINS 89

WOLKIGER SCHNITTLAUCH-AUFSTRICH 91

BACON-EI... 92

SAFTIGE FLEISCHBÄLLCHEN „ITALIA" IM WRAP 93

KICHERERBSENSALAT 95

FISCHFILET MIT BUNTEM GEMÜSE... 96

SMOOTHIE MIT KOPFSALAT 97

BROWNIES.. 97

Paprika - Quinoa Salat 99

Gegrillte Jakobsmuscheln 100

Lasagne-Röllchen Mit Gemüsefüllung 101

Meeresfrüchtesalat 103

Minziger Gurkensaft 105

Grüner Salat Mit Himbeerdressing 106

Scharfe Tomaten 107

Vegetarische „Banh Mi"-Frühlingsrollen Mit Tofu 108

Chili Sin Carne 110

Pikante Gemüsebrühe 111

Grünkohl Mit Reis 112

Kürbisgrillies 113

Griechisches Rotbarschfilet 114

Brokkoli Salat Mit Gewürzgurken 115

Gebackener Honig-Schinken 116

Gemüsepfanne Mit Hirse 117

Rucolacreme-Gnocchi 118

Brownies 120

Entenleber Sauvernes 121

Asiatische Gemüsepfanne Mit Glasnudeln 122

Hack-Sauerkraut-Eintopf 124

Eiweißbrot Mit Käse 126

Brunnenkresse-Salat Mit Kirschtomaten 127

Thymian-Hähnchenbrustfilet An Rosenkohl 128

Unwiderstehliches Bananen-Schoko-Müsli 130

Eichblattsalat Mit Cumberland-Dressing 131

Italienische Minestrone Mit Weißen Bohnen 132

Kohl Twist 133

Flüssige Currywurst 135

Hähnchen Und Fenchel 136

Popcorn (Fettfrei) 137

Herzhaftes Käse Ananas Brot 138

Gurkensalat Mit Joghurtdressing 138

Nizzasalat Mit Gegrilltem Thunfisch 140

Schinken-Pizza 141

Schwarzbeere Aprikose 143

ÖL-CHILI-KABELJAU 144

CARPACCIO MIT MOZZARELLA 146

EXOTISCH SCHARFES INFUSED-WATER 147

QUARK MIT APFEL UND ZIMT 148

BROCCOLICREMESUPPE MIT CROUTONS 149

HÄHNCHENBRUSTFILET MIT FRISCHEM GEMÜSE 151

PAPRIKA-KERBELSUPPE 153

GEMÜSE-BOHNENCURRY MIT KREVETTEN 154

LACHS MIT SÜßKARTOFFEL UND BUNTEM GEMÜSE 156

SCHWARZBEERE ENERGIZER 157

VEGGIE-TARTE 158

LACHS IN MANDELKRUSTE 159

ERDNUSSBUTTER-MUFFINS 160

GEMÜSEGRATIN MIT NUDELN 161

CURRY VOM HUHN MIT BOHNEN 162

MAROKKANISCHE GEMÜSEPFANNE MIT SPIEGELEI 164

LACHSFILET MIT KÜRBISHAUBE, DILLKARTOFFELN, MÖHRENGEMÜSE 166

GEGRILLTER THUNFISCH MIT PFANNENGEMÜSE 168

DORSCH AUF MEDITERRANE ART 169

RUCOLA UND SPINAT WIRBEL 171

TOFU ITALIANO 172

SPINATKÜCHLEIN 174

SPARGELSALAT MIT HIMBEEREN 175

GNOCCHI-AUFLAUF 176

WALNUSS-BASILIKUM-PESTO 177

GEBRATENER SEETEUFEL MIT LINSENCURRY 179

HAUPTSPEISEN – GEFLÜGEL 181

GEFÜLLTE ZUCCHINI MIT QUINOA 183

PIZZABODEN AUS BLUMENKOHL 184

NEKTARINE UND KARRTE VERLOCKUNG 186

PIKANTE KRAUTSUPPE 187

KIRSCHJOGHURT MIT MANDELBLÄTTCHEN 188

APFEL-TOMATEN-GURKENSALAT 189

Kapitel 1: Was Darf Ich Essen?

Diese Frage ist immer individuell zu beantworten. Generell kannst Du weiterhin auch alle beliebigen Lebensmittel beim Intervallfasten (in den Essensphasen) zu Dir nehmen. Du musst also auf nichts verzichten. Es gibt keinen Zwang oder irgendeinen Druck.

Dennoch macht es Sinn, sich ein wenig bewusster zu ernähren und in den Essensphasen auf zu viel Süßes (oder generell darauf) zu verzichten, da durch diese Lebensmittel der Hunger schnell wieder angefacht wird. Generell empfehle ich Dir, auf isolierte Kohlenhydrate zu verzichten. Das sind Kohlenhydrate, die im Laufe der weiteren Bearbeitung aus dem natürlichen Gefüge herausgelöst werden. Damit erzielst Du die besten Abnehmerfolge.

Isolierte Kohlenhydrate enthalten zum Beispiel:

- Kaum Mineralstoffe
- Kaum essentielle Aminosäuren
- Kaum essentielle Fettsäuren
- Kaum Spurenelemente
- Kaum sekundäre Pflanzenstoffe (Vitalstoffe)

Bestes Beispiel dafür ist der Haushaltszucker oder das Weißmehl. Diese sind –genau betrachtet- wertlos. Haushaltszucker wird durch die Zuckerrübe gewonnen. In ihr befinden sich ungefähr 20 Prozent Zucker. Bei der aufwendigen Verarbeitung gehen aber die wertvollen

Inhaltsstoffe verloren. Letztlich bleibt nur der Haushaltszucker (99,8 Prozent).

Nicht anders ist das beim Weißmehl. Wird der volle Getreidekorn gemahlen, wird das Weißmehl als Produkt fast komplett von den Ballast- und Eiweißreichen Schichten (auch die vitaminreichen Randschichten) isoliert. Zuletzt ist Weißmehl also nur noch isolierte Stärke.

Ein Überschuss an isolierten Kohlenhydraten kann bei der Bauspeicheldrüse eine erhöhte Ausschüttung von Insulin hervorrufen. Ideal, um dauerhaft Übergewicht zu erleichtern.

Ein guter Ansatz, um den isolierten Kohlenhydraten zu entgehen, sind zum Beispiel Vollkornprodukte mit ungeschältem Reis. Ein Überschuss an isolierten Kohlenhydraten bringt nicht nur ein hormonelles Ungleichgewicht, sondern auch Deinen Stoffwechsel durcheinander.

Die Folgen bei einem Überschuss:

- Es wird mehr Insulin ausgeschüttet
- Zuckerschleusen werden geöffnet
- Es erfolgt praktisch eine explosionsartige Zuckeraufnahme
- Danach erfolgt ein rapider Blutzuckerabfall
- Heißhungerattacken beginnen
- Der Zucker wird in Körperfett umgewandelt
- Eine krankhafte Darmflora kann dadurch begünstigt werden
- Auch Pilzerkrankungen werden begünstigt

Wo sich überall isolierte Kohlenhydrate (z.B. Weißbrot, Fertiggerichte, Fast-Food, Softdrinks, Süßigkeiten, Lebensmittel aus Weißmehl, Backwaren) befinden, habe ich Dir einmal im Anhang als weitere Information und zur Orientierung beigefügt. Für das Intervallfasten empfehle ich Dir zum Beispiel eine Low Carb oder eine Paleo Ernährung. Generell macht es Sinn auf Salate zu setzen. Da nicht jeder das Blattgrün wirklich mag, kann es mit fettfreier Putenbrust oder anderem mageren Fleisch angereichert werden.

Kapitel 2: Was Bedeutet Intermittierendes Fasten?

Unter dem Begriff des intermittierenden Fastens bzw. Intervallfastens, ist eine Art des Fastens nach einem bestimmten Essrhythmus gemeint. Hierbei wird nicht vollkommen auf Nahrung verzichtet, daher eignet sich diese Methode sehr gut für Anfänger und kann weiter ausgebaut werden, sodass intermittierendes Fasten auch für Fortgeschrittene interessant ist. Beim intermittierenden Fasten werden vor allem die Risiken für altersbedingte Krankheiten minimiert und der positive Effekt des Gewichtsverlustes gelingt hier sehr gut ohne die Gefahr eines Jojo-Effektes, da der Körper nicht komplett auf Nahrung verzichten muss.

Beim intermittierenden Fasten wird die Nahrungsaufnahme mit 16-stündigen Fastenphasen, dem sogenannten 16/8 Modell, unterbrochen. Diese Fastenmethode bietet auch eine Ganztagesfastenvariante, bei der im Wochenzyklus an 2 Tagen ganztägig gefastet wird, das bedeutet keinerlei Nahrungsaufnahme. Eine weitere Methode ist die alternate-day-fasting (ADF), bei der jeden zweiten Tag gefastet wird. Diese Varianten eignen sich gut für Fortgeschrittene. Für Anfänger empfiehlt sich die erste intermittierende Fastenvariante.

intermittierende Fasten-Modelle

Zu Beginn des Intervallfastens kann es zu einem Hungergefühl bei denjenigen Menschen kommen, die es gewohnt sind, häufig am Tag Snacks zu sich zu nehmen. Dieses Hungergefühl ist allerdings Appetit. Viele Menschen interpretieren dieses Gefühl falsch. Des Weiteren kann ein solches Appetitgefühl durch einen aus dem Ruder geratenen Insulinspiegel hervorgerufen werden. Personen die häufig und viel Weißmehlprodukte, weißen Reis oder viel Zucker zu sich nehmen, werden aufgrund ihres durcheinandergeratenen Blutzuckerspiegels auch das Gefühl bekommen Hunger zu haben. Der Körper muss sich erst mal auf die verminderte Schnellenergie bzw. Zuckerzufuhr gewöhnen. Zucker hat im menschlichen Körper eine ähnliche Wirkung wie Drogen. Bekommt der Körper plötzlich weniger oder überhaupt keinen Zucker mehr, wird er danach verlangen. Beim Fasten äußert der Körper dies indem er dem Menschen signalisiert Hunger zu haben, dies ist sozusagen der „Zuckerentzug". Der menschliche Organismus möchte erstmal noch keine Reserven angreifen. Dieses Hungergefühl ist aber kein echter Hunger. Es ist wichtig sich am Anfang mit seinem Körper und dessen Signalen genau auseinanderzusetzen. Es ist hilfreich zu wissen, dass diese Signale nur „Scheinsignale" sind. Aufgrund des Hintergrundwissens, dass diese Signale kein echter Hunger sind, gelingt es anfangs leichter die Fastenzeit durchzustehen. Es dauert ein paar Tage bis sich die Signale des Körpers auf die neue Nahrungsaufnahmesituation eingestellt haben.

3.1 Nachmittagsfasten / Vormittagsfasten 16:8

Für Fasten-Anfänger eignet sich besonders die 16:8 Methode des intermittierenden Fastens, da bei dieser Variante nicht vollständig auf Nahrung verzichtet werden muss. Hierbei wird an jedem Tag 16, 18 oder auch bis zu 20 Stunden gefastet. In den 4 bis 6 Stunden, in denen nicht gefastet wird, ist es allerdings wichtig, nicht unkontrolliert eine Fülle an Nahrung aufzunehmen. Innerhalb der Fastenpause werden bis zu zwei Mahlzeiten zu sich genommen. Ein exemplarischer Tagesablauf wäre, dass man um 11 Uhr frühstückt und um 16 Uhr bereits Abendessen zu sich nimmt. Hierbei fastet man von 17 bis 11 Uhr wieder.

3.2 Ganztagesfasten

Eine andere Version des intermittierenden Ganztagesfastens ist, an 2 Tagen in der Woche zu fasten, das heißt an diesen zwei Tagen wird keinerlei Nahrung aufgenommen. Ein beispielhafter Wochenplan hierfür wäre jeden Dienstag und Donnerstag zu fasten und an allen anderen Tagen in der Woche normal zu essen. Eine Steigerung dessen ist das 24-Stunden-Fasten. Hierbei wird an einem Tag (24 Stunden) gefastet und an dem anderen Tag normal gegessen. Dies wird dann im Wechsel die ganze Woche durchgeführt. Diese letzte Variante eignet sich für erfahrene Fastende. Zur Deckung des Wasserbedarfs darf an den Fastentagen nur Wasser und ungesüßter Tee zu sich genommen werden. Um die positiven gesundheitsfördernde Effekte des intermittierenden

Fastens zu erhalten, ist es sinnvoll, ein persönliches Fastenintervall festzulegen und dieses einzuhalten bis das gewünschte Fastenziel erreicht wird. Danach werden die Fastentage langsam reduziert.

3.3 Was Gilt Es Beim Intermittierenden Fasten Zu Beachten?

Während der Fastenperiode sollte keine zuckerhaltige oder kohlenhydratreiche Nahrung zu sich genommen werden. Dies bedeutet, es sollten dem Körper kein Weißmehl, weißer Reis oder zuckerhaltige Getränke, zuckerhaltige Snacks und auch kein Alkohol zugeführt werden. Diese Nahrungsmittel lassen den Blutzucker- und Insulinspiegel im Körper steigen und der Körper stoppt aufgrund der Zufuhr von Schnellenergie und Zucker die Verbrennung von körpereigenen Fetten. Der menschliche Organismus handelt noch immer wie vor Tausenden von Jahren. Führen wir ihm schnelle Energie in Form von Zucker oder nicht naturbelassenem Getreide zu, nutzt er zuerst diesen Energiebrennstoff. Unsere Fettreserven verbrennt unser Organismus erst in „Notzeiten", diese sind seine goldenen Reserven für schlechte Zeiten und diese greift er erst dann an, wenn ihm keine Schnellenergie in Form von Zucker zugeführt wird.

Während der Fastenpausenzeiten, das heißt nach einer leichten Mahlzeit, ist der Stoffwechsel besonders aktiv, daher ist dies ein guter Zeitpunkt Nahrungsergänzungsmittel einzunehmen. Aufgrund der hohen Stoffwechselaktivität können die

Mikronährstoffe besonders gut vom Darm aufgenommen werden. Es ist außerdem besonders wichtig, dass die Mahlzeiten in der Fastenpausenzeit leicht bekömmliche sind.

Aufgrund der reduzierten Aufnahme von Zucker und isolierten Kohlenhydraten reguliert sich der Blutzuckerspiegel wieder. Das Hungergefühl und Schwindelgefühl wird verschwinden. Der Körper hat sich an die neue Situation gewöhnt und die erste Entgiftungsphase ist überstanden. Nach dieser Phase ist es besonders empfehlenswert körperlich zu betätigen. Die ersten Stunden nach der letzten Mahlzeit eignen sich hierfür besonders. In dieser Zeit hat der Körper ausreichend Energie und Nährstoffe. Aufgrund des vorherrschenden Stoffwechselprozesses in den Stunden nach der Nahrungsaufnahme, fördert die körperliche Betätigung den Aufbau von Muskeln und unterstützt das kollagene Bindegewebe, was bedeutet, dass die Haut straffer und Cellulite reduziert wird. Besonders unterstützt wird dieser Prozess, wenn die Nahrung proteinreich war.

Das intermittierende Fasten hat vielerlei positive Effekte auf den menschlichen Organismus und beugt altersbedingten Erkrankungen vor, daher ist es empfehlenswert - wenn man sich für das Intervallfasten entschieden hat - diese Ernährungsform dauerhaft in sein Leben zu integrieren. Die ersten Erfolgserlebnisse werden schon nach kurzer Zeit spürbar wie zum Beispiel die Steigerung des allgemeinen Wohlbefindens.

Leider gibt es auch Personen, für die das intermittierende Fasten nicht geeignet ist. Darunter zählen:

- Schwangere
- Diabetiker
- Kinder
- Senioren (nur nach Absprache mit dem Arzt)
- Personen, die dauerhaft Medikamente einnehmen (nur nach Absprache mit dem Arzt)
- Personen, die Schichtarbeit leisten, hier ist die Einhaltung eines Fastenzyklus sehr schwierig. Hier stellt das Intervallfasten eher einer Herausforderung dar.
- Personen mit einer Essstörung

Des Weiteren können auch negative Nebenwirkungen am Anfang der Fastenperiode auftreten. Diese können Migräne, Kopfschmerzen, Körpergeruch, Gliederschmerzen, niedriger Blutdruck, Schlafstörungen, Schwächegefühl, Schwindel, erhöhtes Kälteempfinden sowie trockene Haut sein. Diese Nebenwirkungen ergeben sich, weil der Körper weniger Nahrung zugeführt bekommt. Der positive Effekt hierbei ist, dass mit einem Gewichtsverlust zu rechnen ist. Aufgrund der Fettverbrennung werden Säuren im Körper freigesetzt, die zu den unangenehmen Nebenwirkungen führen. Diese Begleiterscheinungen verschwinden aber innerhalb der ersten Tage wieder, wenn der Körper sich auf die neue Situation eingestellt hat.

Ausreichende Flüssigkeitsaufnahme sowie Bewegung beugen den negativen Begleitsymptomen vor. Die überschüssige Säure wird aufgrund der Bewegung und Flüssigkeit schneller aus dem Körper ausgeschieden. Kräutertees sowie Wasser mit einem Spritzer Zitronensaft eignen sich hierfür besonders, um den Basenhaushalt des Körpers wiederherzustellen. Auch Basenbäder helfen während der Fastenperiode die negativen Symptome zu mindern. Insbesondere bei Kopfschmerzen, Migräne und Körpergeruch hilft ein solches Basenbad sehr gut. Hierbei wird ein Basenpulver mit in das Badewasser gegeben. Die überschüssige Säure geht aus dem Körper ins Badewasser, dies geschieht über die Haut und wird auch Osmose genannt.

Kapitel 3: Wie Du Das Fasten Positiv Beeinflussen Kannst

Das Intervallfasten bringt viele positive Dinge mit sich, wie zum Beispiel eine schnelle Fettverbrennung und ein gesünderes Körpergefühl. Es sollte jedoch nicht nur bei einer gesunden Ernährung bleiben. Denn wir können das Intervallfasten gezielt mit anderen Dingen unterstützen. Dabei sollten wir zunächst natürliche eine bestimmte Grundlage mit dem Intermittierenden Fasten geschaffen haben. Ist dies geschehen, kann es losgehen!

1.Regelmäßige Bewegung

Es gibt bestimmte Regeln, mit denen deine überschüssigen Pfunde noch schneller verlieren kannst. Darüber hinaus kannst du langfristig dein Körpergefühl verbessern und dich auf lange Sicht gesund ernähren und fit fühlen. Neben dem Fasten spielt natürlich auch eine regelmäßige Bewegung eine wichtige Rolle, wenn du abnehmen möchtest. Mindestens drei Mal pro Woche solltest du zum Krafttraining gehen.

Darüber hinaus solltest du dich 30 Minuten täglich bewegen. Dies kann ganz unterschiedlich aussehen. Vielleicht machst du täglich einen Spaziergang durch den Park oder du nimmst mal das Fahrrad zur Arbeit anstatt das Auto. Vielleicht gefällt es dir auch, morgens schon eine Runde im Hallenbad zu schwimmen? Dann solltest du dies zu deiner Routine werden lassen!

2.Gesunde Ernährung

Neben dem Fasten und der täglichen Bewegung ist natürlich auch die Ernährung ein wichtiger Bestandteil beim Abnehmen. So kannst du dich so viel bewegen und so viel fasten wie möglich. Doch scheitert es an einer gesunden Ernährung, kannst du lange auf dein Traumgewicht warten. Nutze daher die Kräfte einer ausgewogenen, gesunden Ernährung und verzichte auf leere Kohlenhydrate, die weder Vitamine noch Mineralstoffe in sich tragen, wie z.B. Toastbrot, Pizza oder Pommes.

Indem du deine Ernährung auf frisches Obst und Gemüse einstellst, kannst du nicht nur die Anzahl der täglichen Vitamine und Mineralstoffe steigern. Auch wirst du fitter und aktiver durch den Tag gehen können und die Fastenphasen besser überstehen. Besonders gesunde Lebensmittel sind zum Beispiel Brokkoli, Kohlrabi oder Paprika, da sie nur wenige Kohlenhydrate beinhalten und gleichzeitig voller Nährstoffe stecken.

3.Grüner Tee

Wenn du zwischendurch mal eine Abwechslung brauchst, kannst du ruhigen Gewissens zum Grünen Tee greifen. Trinkst du ca. 5 Tassen täglich, kann deine Fettverbrennung gefördert werden. Besonders in der Fastenzeit kannst du auf diese Weise deinem Stoffwechsel einheizen und noch schneller zum erwünschten Ergebnis kommen. Grüner Tee enthält einen geringen Teil an Koffein, der deinen Appetit hemmen kann. Darüber hinaus ist hier L-Theanin enthalten, das deine allgemeine Konzentration und Leistung steigern kann.

4.Bulletproof Kaffee

Mit dem Bulletproof Kaffee kannst du deinen Stoffwechsel noch eine Stufe höher schalten. Der Kaffee wird mit Butter, Kokosöl oder MCT Fett angereicht und auf diese Weise verzehrt. Bereits ein Teelöffel vom Fett reicht aus, damit der Fettstoffwechsel angeregt wird und dein Bauchfett noch schneller verschwinden kann. Darüber hinaus kannst du deine Energie länger aufrechterhalten. Besonders dein Gehirn wird mit den entsprechenden Baustoffen versorgt, die es für die tägliche Denkleistung benötigt.

5.Weniger Stress

Je weniger Stress du hast, umso besser kann sich dein Körper erholen. Daher ist es wichtig, dass du für ein paar Lücken in deinem stressigen Alltag sorgst, in denen du dich entspannen und ausruhen kannst. Anstatt morgens direkt aus dem Bett zu springen, kannst du dich vielleicht erst einmal sammeln und verinnerlichen, wofür du dankbar bist. Du wirst sehen, dass du im Laufe des Tages ruhiger durch den Terminstress gehst.

Darüber hinaus kann auch ein Ausgleich-Programm wie Yoga oder Pilates Wunder wirken und mehr Entspannung in dein Leben bringen. Probiere es einfach aus und du wirst sehen, dass auf eine wunderbare Art und Weise auch dein Stresspegel sinken wird. Wichtig ist, dass der Stress in deinem Alltag nicht überhandnimmt und du dir regelmäßig eine Auszeit gönnst.

6. Neue Hobbies

Hast du mehr Zeit für dich geschaffen, kannst du es mit neuen Hobbies ausprobieren. Was wolltest du schon immer mal getan haben und wofür hattest du einfach nicht die Zeit? Besonders in der Fastenzeit kann es zu einer gewissen Herausforderung kommen, wenn wir nicht wissen, was wir mit uns anstellen sollen. Dies gilt insbesondere dann, wenn der Hunger auftritt. Genau in diesen Momenten kannst du dich mit einem Hobby ablenken, wie z.B. Pianospielen, Joggen oder das Lernen einer neuen Sprache.

Hast du etwas gefunden, mit dem du dich ablenken kannst, ist das klasse! Nutze das Hobby für dich und deine Kreativität. Besonders dann, wenn du einen Sport gefunden hast, kannst du dich aktiv bewegen und deine Gedanken kreisen nicht ständig um das Essen.

7. Schnellerer Stoffwechsel

Je mehr Nährstoffe du aufnimmst, umso besser ist dies für deine Gesundheit und dein Gewicht. Doch auch dein Stoffwechsel wird positiv beeinflusst. Dies liegt vor allem daran, dass du Heißhungerattacken gekonnt aus dem Weg gehst. Je mehr Ballaststoffe deine Nahrung enthält, umso länger kann sie dich auch sattmachen. Darüber hinaus wird auch dein Stoffwechsel angetrieben und du kannst die Nährstoffe besser aufnehmen.

Besonders beim Intermittierenden Fasten solltest du daher auf nährstoffreiche Lebensmittel achten. Je schneller der Stoffwechsel, umso besser kannst du auch abnehmen. Lebensmittel wie Grüner Tee und

Bulletproof Kaffee können deinen Stoffwechsel positiv beeinflussen.

8.Mehr Motivation

Damit du es einfach und schnell zu einem gesunden Körpergewicht schaffst, sollte es auch von innen stimmen. Das bedeutet mit anderen Worten: Suche nach der inneren Motivation, dem inneren Feuer! Je begeisterter du durch dein Leben gehst, umso besser kannst du dich den Herausforderungen im Leben stellen. Nimm dir daher ausreichend Zeit für dich selbst und betreibe ein Hobby, das dir gefällt und bei dem du so richtig abschalten kannst. Während der Fastenzeit gewinnen wir viel Zeit, da wir nicht ständig mit dem Essen beschäftigt sind.

9.Ausreichend Schlaf

Schlafe täglich zwischen 6-8 Stunden und du kannst deinen Körper beim Abnehmen unterstützen. Wenn du zu wenig schläfst, kann dies dazu führen, dass du träge und energielos durch den Tag gehst. Das muss nicht sein und viel Schlaf ist daher besonders wichtig. Besonders für die Fastenperioden ist wichtig, dass du stets voller Energie bist und daher viel schläfst. Bist du müde, führt dies zudem dazu, dass du schneller nach Nahrung verlangst.

Am besten kannst du jeden Tag zur selben Uhrzeit zu Bett gehen. Auf diese Weise kannst du auch deine Fastenzeit optimal mit dem Schlaf kombinieren. Fügst du den Schlaf in deine Fastenperiode ein, wird dir das Fasten gar nicht so lange vorkommen und du kannst den Fasten-Tag besser überstehen.

Kapitel 4: Häufig Gestellte Fragen Zu Intermittierendes Fasten

Periodische Befestigung ist nicht für jeden geeignet.

Es ist nur eine der vielen Lebensstile, die zur Verbesserung Ihrer Gesundheit beitragen können. Gesundes und abwechslungsreiches Essen, Bewegung und genügend Schlaf sind immer noch die wichtigsten Faktoren, auf die man sich konzentrieren sollte.

Wenn Sie die Idee des Fastens mögen, sie aber noch Fragen haben so lesen sie jetzt weiter. Also zuerst, was für sie funktioniert.

Es gibt keine einzige Diät-Lösung, die zu jedem passt. Die beste Diät für Sie ist, was Sie langfristig pflegen können und wo Sie sich wohl fühlen.

Periodisches Fasten ist für manche Menschen erstaunlich, andere finden nichts. Die einzige Möglichkeit herauszufinden, welcher Gruppe Sie angehören, ist es, es selbst zu versuchen.

Hier sind die am häufigsten gestellten Fragen zum intermittierenden Fasten mit Antworten. Dies ist eine Auswahl der Fragen, die ich oft von Lesern bekomme:

Kann ich beim Fasten Flüssigkeiten trinken?
Ja. Wasser, Kaffee, Tee und andere Getränke ohne nennenswerte Kalorien sind in Ordnung. Trinken Sie keinen Zucker in Ihrem Kaffee. Kleine Milchmengen sollten ebenfalls kein Problem sein.

Sicher, Sie können in der Fastenzeit Vorteile haben, weil es eine Reduzierung des Appetits gibt.

Ist es nicht ungesund, das Frühstück auszulassen?
Nein. Schau es dir von der anderen Seite an: Die meisten Leute, die das Frühstück servieren, sind die Leute, die für den Rest des Tages einen sehr ungesunden Lebensstil haben. Wenn Sie sicherstellen, dass Sie gesund essen, ist der Rest des Tages kein Problem.

Kann ich während des Fastens Nahrungsergänzungsmittel nehmen?
Ja. aber bedenken Sie, dass einige Ergänzungen besser funktionieren, wenn sie in Verbindung mit einer Mahlzeit eingenommen werden. Dies kann während des Essens besser aufgenommen werden.

Kann ich herausfinden, wann ich faste?
Ja, wenn Sie sich gut fühlen. Führen Sie keinen extrem Sport aus, weil Sie wahrscheinlich nicht genug Energie haben um das durchzustehen. Einige Leute empfehlen, verzweigte Aminosäuren vor dem Training während des Fastens zu nehmen.

Das schnelle fördert den Zusammenbruch der Muskeln?
Alle üblichen Methoden des Fastens können Muskelschwund verursachen. Daher ist es wichtig, Krafttraining zu machen und viel Protein zu essen. Eine Studie hat gezeigt, dass intermittierendes Fasten

weniger Muskelschwund verursacht als normale kalorimetrische Einschränkungen.

Wird Fasten meine Verdauung verlangsamen?
Nein. Die Forschung hat gezeigt, dass kurzfristiges Fasten nur die Verdauung beschleunigt. Längeres Fasten kann jedoch die Verdauung verlangsamen.

Können auch Kinder Intermittierendes Fasten anwenden?
Nein! Es ist eine schlechte Idee und keineswegs ratsam. Kinder wachsen immer noch und brauchen einen konstanten Fluss an guten Nährstoffen.

Spinatauflauf Mit Hüttenkäse

Du brauchst:

- 200 g Hüttenkäse
- 100 g Babyspinat
- 1 große Tomate
- 2 große Champignons
- 1 Ei
- 1/2 Zwiebel
- 1/2 Knoblauchzehe
- 1 TL Butter
- 1 TL Kräutermischung (z.B. Provence o.Ä.)
- Pfeffer und Salz

Zubereitung:

Heize den Ofen auf 180°C Umluft vor. Stürze den Hüttenkäse aus dem Becher und verrühre ihn sorgfältig mit dem Ei. Würze mit Kräutern, Salz und Pfeffer. Bedenke dabei, dass der Hüttenkäse selbst schon eine salzige Note hat und du das Salz daher sparsam einsetzen kannst. Wasche nun das Gemüse und würfle Champignons und Tomate. Hacke Zwiebel und Knoblauchzehe klein und vermenge sie mit der Hüttenkäse Masse. Das Selbe machst du anschließend mit Spinat und den Gemüsewürfeln. Fülle alles in eine mit Butter gefettete Auflaufform und schiebe das Gericht zum Schluss für 30 Minuten in den Ofen.

Karottensuppe Verfeinert Mit Erdnuss

Zutaten

- 1 TL Öl
- 1 rote Zwiebel
- 3 Knoblauchzehen, gehackt
- 1,5 cm Ingwer, gehackt
- 2 Karotten, gehackt
- 50 g Erdnüsse/Erdnussbutter oder Mandelbutter
- 50 g Tomaten, gehackt
- 200 ml Kokosmilch
- 100 ml Wasser oder Gemüsebrühe
- 1/2 TL Salz
- 1 TL Tabasco (je nach Belieben)
- 1 – 2 TL Ahornsirup
- 2 EL Sesamöl

Zubereitung

Zunächst kannst Du Ingwer, Knoblauch und Zwiebeln in Öl glasig andünsten. Erdnüsse nun zu geben und für 2 Minuten gut rösten. Alternative: Erdnussbutter (diese dann erst mit den Tomaten in den Topf geben). Karotten hinzufügen, 3 – 4 Minuten kochen. Nun die Tomaten hinzugeben und ca. 4 Minuten kochen.

Jetzt folgen: Kokosmilch, Salz, Tabasco, Gemüsebrühe, Sesamöl und Ahornsirup. Das ganze Aufkochen und für 8 – 10 Minuten in Ruhe köcheln lassen. Nach einem kurzen Abkühl-Vorgang pürieren.

Vegetarisches Chili

Zutaten:

1 TL Olivenöl
2 mittelgroße rote Zwiebeln, gehackt
2 Knoblauchzehen, zerhackt
4 große Karotten, zerhackt
1 Tasse Kidney-Bohnen, gewaschen
1 Tasse weiße Bohnen, gewaschen
2 Paprikaschoten (gelb, rot), zerteilt
2 Tassen Tomatensoße
1-2 TL Chilipulver
Salz, Pfeffer
2 TL Basilikum, frisch oder getrocknet,
2 TL Oregano, frisch oder getrocknet
5 Blätter Grünkohl, zerteilt
Koriander als Garnierung

Zubereitung:

Öl auf mittlerer Hitze erhitzen.
Zwiebeln und Knoblauch hinzugeben, 3-5 Minuten anbraten.
Alle Zutaten außer den Kohlblättern hinzugeben, 5 Minuten aufkochen.
Nun 45 min. auf niedriger Hitze köcheln lassen, immer mal rühren.

Kohlblätter hinzugeben und umrühren. Weiter köcheln lassen, bis Kohl gewünschte Konsistenz hat.

(pro Portion: 150 Kalorien, 2,5 g Fett, 26 g Kohlenhydrate, 7 g Eiweiß)

Süßkartoffeln

Zutaten für 2 Personen:

- 2 Süßkartoffeln

- 1 EL Olivenöl

- Salz & Pfeffer
- Kichererbsen

Soße:

- Zitronensaft

- 1 TL Dill

- 2 gehackte Knoblauchzehen

- Wasser zum Verdünnen

Weitere Toppings:

- Tomaten

- Chilli Soße
- Petersilie

Zubereitung:

Heizen sie zunächst den Ofen auf 180°C auf. Nehmen sie dann die Süßkartoffeln zur Hand, waschen und halbieren sie diese. Legen sie diese dann auf ein Backblech, und verteilen sie die Kichererbsen daneben. Verteilen sie darüber dann das Olivenöl sowie die Gewürze, und rösten sie das ganze für etwa 20 Minuten im Ofen. Währenddessen können sie die restlichen Zutaten nehmen, und die Soße mischen. Bevor sie das ganze Essen, verteilen sie die restlichen Toppings, über den Süßkartoffeln und Kichererbsen.

Zitronenjoghurt-Vitaminbombe

Du brauchst:

- 200 g Naturoghurt
- 1/2 Grapefruit
- 1 handvoll Trauben
- 1 EL Zitronensaft
- etwas echte Vanille (kein Vanillezucker!)
- optional: etwas Zucker oder Zuckerersatz (z.B. Stevia oder Xucker)

Zubereitung:

Verrühre den Naturjoghurt mit dem Zitronensaft und etwas Vanille, sowie optional etwas Zucker(-ersatz). Schäle die Grapefruit, entferne die Häute und schneide sie in kleine Stücke. Wasche und halbiere die Trauben und vermenge das Obst mit dem Joghurt.

Kerniger Beerenbecher

Du brauchst:

- 150 g Quark (ungesüßt)
- 100g Himbeeren
- 50 g Brombeeren
- 50 g Erdbeeren
- 1 TL Leinsamen
- 1 EL ganze Mandeln
- etwas echte Vanille
- optional: etwas Zucker oder Zuckerersatz

Zubereitung:

Püriere die Himbeeren, gib etwas Vanille dazu und vermenge das Püree mit dem Quark und optional etwas Zucker(-ersatz). Wasche die restlichen Beeren und viertele die Erdbeeren. Schichte nun in einem geeigneten Glas oder Becher Himbeerquark und frische Beeren abwechselnd übereinander und garniere das Ganze zum Schluss mit Leinsamen und Mandeln.

Aloe-Vera-Fruchtjoghurt

Zutaten für 4 Portionen:
600 g Naturjoghurt
120 ml Aloe-Vera-Saft-Konzentrat
1 Apfel
1 Orange
Pckg. Vanillezucker

Zubereitung:
Apfel waschen und in Spalten schneiden.
Orange schälen und in Stücke schneiden.
Aloe-Vera-Saft-Konzentrat mit dem Naturjoghurt und
dem Vanillezucker verrühren.
Auf vier Schälchen verteilen.
Gemeinsam mit dem Obst servieren.

Zubereitungszeit: 10 Minuten

Smoothie-Bowl (~ 600 Kcal)

200 g Quark (ungesüßt)

100 g Naturjoghurt

150 g TK-Beerenmischung

1/2 Banane

1 Kiwi

20 g Chiasamen

1 TL Kakaopulver

3 Pakannüsse
Zubereitung:

Schälen Sie die Banane und die Kiwi und schneiden Sie beides in Scheiben. Füllen Sie den Joghurt, die tiefgekühlten Beeren und das Kakaopulver in den Mixer und verrühren Sie alles kräftig. Gießen Sie die dickflüssige Masse in eine Schale, bestreuen Sie sie mit den Chiasamen und verteilen Sie die Obstscheiben darauf. Hacken Sie die Pekannüsse und garnieren Sie die Smoothie-Bowl damit.

Tipp: Smoothie Bowls bieten schier unendliche Variationsmöglichkeiten. Verwenden Sie verschiedenes

Obst und Gemüse und allerlei Nüsse und Samen, um für Abwechslung zu sorgen. Auch Kokosraspeln, Schokoraspeln und Trockenobst machen sich gut in einer Smoothie-Schale.

Haferbrei Mit Chia

Portionen: 1
Zutaten
2 EL Leinsamen
2 EL Dinkelflocken
2 EL Haferflocken
1 EL Leinöl
1 EL Chiasamen
1 EL Weizenkeimöl
1 TL zuckerfreier schwach entölter Kakao
1 TL Ahornsirup
½ TL Kurkuma
150 ml fettarme Milch
schwarzer Pfeffer
Zubereitung

1.   Milch in eine Schüssel gießen, Chiasamen, Haferflocken, Leinsamen, Dinkelflocken zufügen.
2.   Schüssel abdecken, über Nacht in den Kühlschrank stellen.
3.   Am Morgen die Schüssel aus dem Kühlschrank nehmen, Ahornsirup, Leinöl, Kakao und Weizenkeimöl zufügen, mischen.
4.   Würzen mit Pfeffer und Kurkuma.

Früchtequark Mit Beeren

Zutaten:
500 g Magerquark
200 g gemischte Beeren
2 Kiwis
1 EL Chiasamen

Zubereitung:
Kiwis schälen und würfeln.
Beeren waschen und putzen.
Alle Früchte mit dem Magerquark verrühren.
Mit Chiasamen servieren.

Beerensmoothie

(400 kcal, 5 g Eiweiß, 58 g Kohlenhydrate, 0,2 g Fett)

Zutaten:

200 ml Orangensaft
100 g Beeren (nach Belieben)
1/2 reife Banane
1 EL Haferflocken
Honig

Zubereitung:

Fülle die Beeren und die halbe Banane in ein Gefäss.
Püriere alles und füge nach und nach den Orangensaft
hinzu.
Zum Schluss gebe den 1 EL Haferflocken hinein und
püriere alles.
Schmecke den Smoothie mit etwas Honig ab.
Fülle nun den Smoothie in ein Glas.

Feta-Spieße (~ 325 Kcal)

75 g Fetakäse

1/3 Zucchini

1/2 gelbe Paprika

5 Cherrytomaten

50 g Champignons

1 - 2 EL Olivenöl

Zwiebelpulver

Paprikapulver

Salz und Pfeffer
Zubereitung:

Heizen Sie den Ofen auf 180 °C Ober-/ Unterhitze vor. Schälen Sie die Zucchini und waschen Sie das übrige Gemüse. Schneiden Sie die Champignons in Viertel, die Paprika in Würfel und die Zucchini in circa 1 cm dicke Scheiben. Würfeln Sie den Fetakäse und legen Sie Schaschlikspieße bereit. Füllen Sie das Gemüse und die Käsewürfel in eine Schale. Verrühren Sie das Olivenöl mit den Gewürzen, gießen Sie die Mischung zur Schale und vermengen Sie alles, sodass das Gemüse rundum mit Öl benetzt ist. Nehmen Sie nun die Spieße zur Hand und spießen Sie Gemüse und Käse darauf auf. Legen Sie

Backpapier auf einen Backofenrost und verteilen Sie die Spieße darauf, bevor Sie sie für etwa 25 Minuten in den Ofen schieben.

Tipp: Im Sommer schmecken diese Spieße am besten frisch vom Grill.

Mediterraner Auflauf

Portionen: 2
Nährwerte je Portion:
Kcal: 290, Eiweiß: 16 g, Fett: 20 g, Kohlenhydrate: 8 g,
Ballaststoffe: 4 g
Zutaten
2 kleine Auberginen (Gesamtgewicht: 375 g)
1 ½ EL Olivenöl
1 kleine Dose geschälte Tomaten (Abtropfgewicht: 200
g)
1 kleine Knoblauchzehe
1 kleine rote Zwiebel
½ Bund Basilikum
100 g Mozzarella
15 g geriebener Parmesan
getrockneter Oregano
Pfeffer
Salz
Zubereitung

1.   Backofen vorheizen Umluft 200 °C, 1 Backblech
mit Backpapier auslegen, 1 Auflaufform bereitstellen.
2.   Auberginen gründlich waschen, in Scheiben
schneiden, diese auf dem Backblech verteilen, das
Blech in den Ofen schieben, 7 Minuten grillen.
3.   Zwiebel abziehen, in Ringe schneiden. Knoblauch
abziehen, würfeln.

4.	Basilikum abbrausen, Blättchen abzupfen, in Streifen schneiden.

5.	2 EL Olivenöl in eine beschichtete Pfanne geben, erhitzen. Zwiebel und Knoblauch zufügen, glasig dünsten.

6.	Ablöschen mit Dosentomaten. Salz, Pfeffer zufügen, mischen. Basilikum und Oregano zugeben, mischen. Das Ganze bei geringer Hitze 10 Minuten köcheln.

7.	Mozzarella abtropfen lassen, in Scheiben schneiden.

8.	Die Auflaufform mit 1 EL Olivenöl einfetten. Zuerst 2 EL der Tomatenmischung in der Form verteilen, auf die Tomaten kommen Auberginenscheiben, darauf wieder Tomatenmischung, dann Auberginenscheiben, Mozzarellascheiben darüber verteilen und mit Parmesan bestreuen. Das Ganze in der Auflaufform schichten, bis alles verbraucht ist.

9.	Mozzarella und Parmesan bilden den Abschluss.

10.	Den Auflauf im Backofen 20 Minuten backen.

Pfiffiges Rührei Mit Tomaten

Zutaten:
2 Eier (M)
7 Kirschtomaten
½ Frühlingszwiebel
½ Mozzarella
2 EL Milch
Frischer Basilikum
Salz, Pfeffer

Zubereitung:
Eier, Milch, Salz und Pfeffer verquirlen.
Tomaten und Mozzarella würfeln und die
Frühlingszwiebel in Ringe schneiden.
Alle Zutaten unter die Eiermasse rühren.
In heißem Öl zubereiten.
Mit gehacktem Basilikum garnieren.

Zander Mit Möhren

(500 kcal, 23 g Eiweiß, 4 g Kohlenhydrate, 2,2 g Fett)

Zutaten:

100 g Zanderfilet
30 g Möhren
1 Zweig Thymian
1 Zweig Rosmarin
1 Zitrone (wahlweise)
Albaöl
Salz und Pfeffer

Zubereitung:

Brate den Fisch mit etwas Albaöl in einer Pfanne an und lege die Gewürzzweige mit hinzu.
Schäle die Möhren und schneide sie in Scheiben.
Gib die Möhre mit in die Pfanne und würze alles mit Salz und Pfeffer. Lasse alles garen, sodass die Möhren noch Biss haben.
Gebe alles auf einen Teller und quetsche die Zitrone wahlweise über dem Fisch aus.

Indische Linsensuppe

Zutaten für 4 Portionen:
900 ml Gemüsebrühe
250 g rote Linsen
200 g Schmand
2 Möhren
1 Bund Koriander
1 Frühlingszwiebel
3 EL Tomatenmark
1 TL Curry
Salz, Kreuzkümmel

Zubereitung:
Möhren schälen und würfeln.
Gemeinsam mit den Linsen zur Gemüsebrühe geben.
Für 15 Minuten köcheln.
In der Zwischenzeit den Schmand mit dem
Kreuzkümmel, Salz und Curry abschmecken.
Frühlingszwiebeln putzen und in Ringe schneiden.
Linsensuppe mit dem Tomatenmark verrühren.
Kurz vor dem Servieren den gewürzten Schmand und
die Frühlingszwiebeln zugeben.

Zubereitungszeit: 25 Minuten

"Falsche" Pommes Mit Zweierlei Dip (~ 475 Kcal)

3 große Karotten

1/2 Avocado

50 g körniger Frischkäse

1 TL Creme Fraiche

1 EL gehackter Schnittlauch

50 g Tomaten

1 TL Zitronensaft

2 EL Sonnenblumenöl

Gemüsebrühpulver

Paprikapulver

Zwiebelpulver

Salz und Pfeffer
Zubereitung:

Heizen Sie den Ofen auf 190 °C Ober-/ Unterhitze vor. Schälen Sie die Karotten und schneiden Sie sie maximal fingerdick in Pommesform. Vermengen Sie das Öl mit Zwiebelpulver, sowie Salz und Pfeffer und mischen Sie Öl und Karottenpommes in einer Schale, sodass die

"Pommes" mit Öl benetzt sind. Verteilen Sie sie anschließend auf einem mit Backpapier belegten Backofenrost und schieben Sie sie für etwa 25 Minuten zum Backen in den Ofen. Währenddessen können Sie die Dips zubereiten. Schälen und entkernen Sie die Avocado, waschen Sie die Tomaten und pürieren Sie beides mit dem Zauberstab und etwas Creme Fraiche zu einer Creme, die Sie mit Gemüsebrühpulver, sowie mit Salz und Pfeffer würzen. Vermengen Sie den Frischkäse mit dem Schnittlauch, rühren Sie etwas Zitronensaft ein und würzen Sie mit Paprikapulver, Salz und Pfeffer. Die Pommes sind fertig, wenn Sie weich geworden sind und beginnen, sich braun zu färben.

Tipp: Nicht nur Karotten eignen sich, um Pommes daraus zu machen. Wahlweise können Sie Kohlrabi oder aber verschiedene Kürbissorten verwenden.

Pute Auf Pfannengemüse

Portionen: 4
Nährwerte je Portion:
Kcal: 503, Eiweiß: 35 g, Fett: 24 g, Kohlenhydrate: 28 g,
Ballaststoffe: 18 g
Zutaten
400 g geräucherte Putenbrust
4 Möhren
4 gelbe Paprika
4 rote Paprika
4 Stangen Lauch
4 Zucchini
4 TL getrockneter Thymian
8 EL Weißweinessig
4 EL Wasser
4 EL Rapsöl
Salz
schwarzer Pfeffer
Zubereitung

1.   Möhren waschen, schälen, in Streifen schneiden.
2.   Lauch putzen, die hellgrünen und weißen Teile in
Ringe schneiden.
3.   Von den Zucchini die Enden abschneiden, die
Zucchini in Streifen schneiden.
4.   Paprika waschen, entkernen, weiße Fruchthäute
entfernen, stückeln.

5. Rapsöl in eine beschichtete Pfanne geben, erhitzen. Thymian zufügen, andünsten.

6. Das Gemüse zufügen, mit dem Thymian vermischen. Wasser zugeben, 5 Minuten dünsten.

7. Mit Essig ablöschen, verrühren, die Pfanne vom Herd nehmen.

8. Das Gemüse mit Salz, Pfeffer würzen.

9. Putenbrust abspülen, trocken tupfen, in schmale Streifen schneiden, zum Gemüse geben, das Ganze gründlich durchmischen.

Knackiges Kartoffelbrötchen

Zutaten:
200 ml Dickmilch
2 Eier (M)
6 EL Haferkleie
4 EL Proteinpulver
3 EL Kartoffelfasern
1 EL Flohsamen
1 TL Salz

Zubereitung:
Alle Zutaten, bis auf einen EL Kartoffelfasern, miteinander vermengen und zu einem glatten Teig kneten.
Fünf Minuten quellen lassen.
Sechs kleine Brötchen formen.
Kreuzweise einschneiden und mit den restlichen Kartoffelfasern bestreuen.
Im vorgeheizten Backofen bei 175°C für 25 Minuten backen.

Low Carb Pizza

(400 kcal, 22 g Eiweiß, 9 g Kohlenhydrate, 6,4 g Fett)

Zutaten:

1 Dose Thunfisch
2 Eier
1 Scheibe Kochschinken
40 g Gouda (gerieben, light)
Oregano
Tomatensoße
Salz und Pfeffer

Zubereitung:

Heize zunächst den Backofen auf 180° C vor. Gib das Ei in eine Schüssel und verrühre es.
Nach dem Abtropfen des Thunfisches, gibst du ihn zu den Eiern und verrührst alles gründlich.
Lege ein Backblech mit Backpapier aus und gib die Masse darauf.
Der Teig sollte nicht dicker als 1 cm und rund sein.
Backe den Teig nun 15 Minuten im Ofen.
Lasse den Boden etwas auskühlen und bestreiche ihn mit der Tomatensoße.
Anschließend würzt du in Mit Salz, Pfeffer und Oregano.
Verteile nun den Kochschinken auf der Soße und streue den geriebenen Gouda über alles.

Das Ei kannst du nun aufschlagen, wie bei einem
Spiegelei, und auf die Mitte der Pizza geben.
Backe die Pizza weitere 20 Minuten.

Veganer Waldorfsalat

Zutaten für eine Portion:
100 g Staudensellerie
50 g gehackte Walnüsse
50 g Rucola
35 g Chicorée
¼ grünen Apfel (z. B. Granny Smith)
3 EL Zitronensaft
1 EL Kapern
1 EL Olivenöl
1 EL Balsamico
2 TL rote Zwiebeln (gehackt)
1 TL Senf
1 TL Petersilie
1 TL Liebstöckel

Zubereitung:
Sellerie, Apfel, Zwiebel und Kapern klein schneiden.
Mit der Petersilie, dem Liebstöckel und den Walnüssen vermischen.
Aus Olivenöl, Balsamico, Zitronensaft und Senf ein Dressing herstellen.
Rucola waschen.
Mit Waldorfsalat und Dressing anrichten.

Zubereitungszeit: 15 Minuten

Zucchiniröllchen (~ 275 Kcal)

3/4 Zucchini

40 g Frischkäse

20 g geriebener Parmesan

4 Cherrytomaten

2 EL frische Basilikumblätter

1 TL Zitronensaft

Salz und Pfeffer
Zubereitung:

Schälen Sie die Zucchini und verwenden Sie einen breiten Gemüseschäler oder eine Raspel, um die Zucchini der Länge nach in dünne Scheiben zu schneiden. Waschen Sie die Tomaten und pürieren Sie sie gemeinsam mit den Basilikumblättern mit dem Zauberstab. Vermengen Sie den Frischkäse mit dem Parmesan, den pürierten Tomaten und etwas Zitronensaft und würzen Sie mit Salz und Pfeffer. Bestreichen Sie nun die Zucchinischeiben mit der Frischkäse-Masse, rollen Sie sie zu kleinen Röllchen auf und fixieren Sie diese mit kleinen Holzspießen.

Tipp: Die gesunden Röllchen eignen sich super als Fingerfood für Partys.

Kürbisgemüse Mit Pfiff

Portionen: 4
Zutaten
2 Kürbisse (Gesamtgewicht: 2 kg)
3 - 4 Lauchstangen (Gesamtgewicht: 400 g)
2 Zwiebeln
2 Chilischoten
2 Bund frischer Koriander
800 ml Kokosmilch
500 ml Gemüsebrühe
100 ml Sahne
3 EL Öl
3 EL Essigessenz
2 EL gemahlener Koriander
Salz
Pfeffer
Zubereitung

1.   Kürbis schälen, Fruchtfleisch würfeln.
2.   Zwiebeln abziehen, würfeln.
3.   Lauch putzen, stückeln. Chili waschen, halbieren, entkernen, stückeln.
4.   Das Öl in einen großen Topf geben, erhitzen. Kürbis, Zwiebeln, Chili zufügen, andünsten, dabei ständig umrühren.
5.   Ablöschen mit Gemüsebrühe. Essigessenz zufügen, verrühren.

6.   Würzen mit Salz, Pfeffer und dem gemahlenen Koriander, das Ganze aufkochen lassen, dann 10 Minuten köcheln lassen.

7.   Lauch zufügen, nochmals 10 Minuten garen lassen.

8.   Kokosmilch und Sahne zum Gemüse geben, verrühren, aufkochen lassen. Würzen mit Salz, Pfeffer.

9.   Den frischen Koriander abbrausen, hacken, zum Gemüse geben.

Wolkiger Schnittlauch-Aufstrich

Zutaten:
100 g Creme Fraiche
½ Bund Schnittlauch
1 TL Senf
1 TL Meerrettich
Salz, Pfeffer

Zubereitung:
Schnittlauch waschen und klein schneiden.
Mit der Creme Fraiche, dem Senf und dem Meerrettich
verrühren.
Salzen und pfeffern

Hähnchenbrust Mit Walnuss-Petersilienpesto

Zutaten für eine Portion:
150 g Hähnchenbrustfilet
100 g Kirschtomaten
35 g Rucola
¼ rote Zwiebel
50 ml Wasser
3 EL Zitronensaft
2 EL Petersilie
2 EL gehackte Walnüsse
2 EL Parmesan
1 EL Olivenöl
1 TL Rotweinessig
1 TL Balsamico

Zubereitung:
Petersilie, Walnüsse, Parmesan, Olivenöl, 1 ½ EL
Zitronensaft und etwas Wasser in einen Mixer geben
und zu einem feinen Pesto pürieren.
Hähnchenbrustfilet mit der Hälfte des Pestos und des
Zitronensafts einreiben.
Für mindestens 30 Minuten marinieren.
Währenddessen Zwiebel schälen und in Scheiben
schneiden. In Rotweinessig für 10 Minuten marinieren.
Hähnchenbrustfilet von beiden Seiten leicht anbraten.
Bei 200° C für weitere 12 Minuten im Ofen garen.
In der Zwischenzeit Rucola und Tomaten waschen und
klein schneiden.

Mit den Zwiebeln und dem Balsamico vermengen. Hähnchenbrustfilet mit Salat und restlichen Pesto servieren.

Zubereitungszeit: 60 Minuten

Proteinreicher Feldsalat

Portionen: 2
Nährwerte je Portion:
Kcal: 275, Eiweiß: 6 g, Fett: 17,9 g, Kohlenhydrate: 16,1 g, Ballaststoffe: 4,9 g
Zutaten
100 g Feldsalat
300 g Cocktailtomaten
10 g gehobelte Haselnüsse
1 Apfel
1 Zwiebel
2 EL Rapsöl
2 EL Weißweinessig
2 Ziegenfrischkäsetaler (Gewicht je Taler: 40 g)
1 TL mittelscharfer Senf
1 TL Reissirup
Salz
Pfeffer
Zubereitung

1.   Den Grill vom Backofen vorheizen, 1 Backblech mit Backpapier auslegen.
2.   Feldsalat verlesen, größere Wurzelansätze entfernen, Salat waschen, trocken schleudern.
3.   Tomaten waschen, halbieren.
4.   Apfel waschen, Kerngehäuse entfernen, Fruchtfleisch in Scheiben schneiden.

5. Eine beschichtete Pfanne erhitzen, Haselnüsse zugeben, rösten, beiseitestellen.

6. Dressing: Zwiebel abziehen, fein würfeln, in eine Schüssel geben.

7. Essig mit Reissirup mischen, Senf zufügen. Würzen mit Salz, Pfeffer. Rapsöl zugeben, unterschlagen.

8. Die Käsetaler auf das Backblech legen, im Backofen 4 Minuten gratinieren lassen.

9. Feldsalat, Apfel, Tomaten zum Dressing geben, alles gut vermischen.

10. Käsetaler mit dem Salat anrichten.

Paprika - Quinoa Salat

Zutaten:
2 Avocados
½ Tasse Quinoa
2 rote Paprikaschoten
1-2 Frühlingszwiebeln
1 Knoblauchzehe
3 EL frischen Koriander
3 EL Zitronensaft
3 EL natives Olivenöl
½ TL Kümmel

Zubereitung:
Quinoa kochen.
Avocados schälen und würfeln.
Zwiebeln fein schneiden.
Knoblauch und Koriander hacken.
Paprikaschoten würfeln.
Zutaten in eine Salatschüssel geben.
Quinoa hinzufügen und mit Olivenöl und Zitronensaft begießen.
Salat ordentlich vermischen.

Käseomelette

Für 1 Omelett

Zutaten:
2 Eier
2 EL geraspelter Bergkäse
2 EL Schnittlauchröllchen
1/2 TL Zitronensaft
1 TL Butter
Muskat
Salz
Pfeffer
Nach Geschmack Tomaten- oder Paprikastücke

Zubereitung:
Zunächst die Eier mit Salz, Pfeffer, Muskat und
Zitronensaft verquirlen.
Nun etwas Butter in eine beschichtete Pfanne geben,
die Eimasse in die Pfanne geben. Nach Geschmack
Paprika- und/oder Tomatenstücke hinzufügen (es geht
aber auch ohne). Die Temperatur auf mittlere bis kleine
Hitze reduzieren.
Die Pfanne während des Bratens leicht hin- und her zu
bewegen, damit das Omelette nicht anbrennt.
Sobald die Oberseite des Omelettes beginnt, fest zu
werden, diese mit dem Bergkäse bestreuen und die
Pfanne kurz darauf von der Herdplatte nehmen.
Das Omelette nun vorsichtig auf einen Teller geben und
zur Hälfte überklappen.

Früchtequark Mit Beeren

Zutaten:
500 g Magerquark
200 g gemischte Beeren
2 Kiwis
1 EL Chiasamen

Zubereitung:
Kiwis schälen und würfeln.
Beeren waschen und putzen.
Alle Früchte mit dem Magerquark verrühren.
Mit Chiasamen servieren.

Bananenpfannkuchen

Zeitaufwand: 3 Minuten
Nährwertangaben pro Portion:

Kcal: 330
Protein: 16g
Fett: 13g
Kohlenhydrate: 35g

Zutaten für 2 Portionen:
4 mittelgroße Eier
2 Bananen
2 Teelöffel Backpulver
1 Prise Zimt, Sonnenblumenöl und ggf. einige Schokostreusel
Zubereitung:

1. 4 Eier aufschlagen und mit kleingeschnittenen Bananen zu einem Brei vermischen, mit Zimt und Schokostreuseln bestreuen.

2. Etwas Öl in der Pfanne erhitzen und Pfannkuchen mit der Masse herstellen.

Frühstücks-Frittata Mit Räucherlachs

Zutaten für 8-10 Portionen

250 g Räucherlachs
10 Eier
65 ml Milch
¼ TL Salz
¼ TL Schwarzer Pfeffer
125 g Ziegenkäse, zerkrümelt
1 Bund Schnittlauch, kleingehackt
1 EL Olivenöl
Nährwertangaben pro Portion

Kcal: 210 kcal; Kohlenhydrate: 7,3 g; Fett: 12,9 g; Eiweiß: 19 g
Zubereitung

Den Backofen auf 180° C vorheizen.

Den Räucherlachs in mundgerechte Stücke schneiden.

Eier, Milch, Salz und schwarzen Pfeffer in einer kleinen Schüssel verquirlen.

Räucherlachs, Ziegenkäse und Schnittlauch unter die Ei-Mischung rühren.

Olivenöl in einer großen, feuerfesten Pfanne erhitzen und die Ei-Mischung in die Pfanne gießen. Gleichmäßig auf dem Boden der Pfanne verteilen.

Die Frittata für circa eine Minute anbraten, die Pfanne anschließend in den vorgeheizten Backofen stellen und für 25-30 Minuten goldbraun backen.

Die Frittata für mindestens 5 Minuten in der Pfanne abkühlen lassen, vorsichtig von der Pfanne auf einen großen Teller gleiten lassen und in 8-10 Portionen teilen. Warm genießen.

Fruchtbowl

Zutaten:
2 Bananen
1TL Agavendicksaft
150g Heidelbeeren
2TL Zimt
200g Erdbeeren
2 Nektarinen
400g Joghurt
1TL Sesammus
Zubereitung:

1.   Bananen schälen,   die
Früchte waschen und in kleine Stücke schneiden.
2.
Joghurt, Zimt, Agavendicksaft und Sesammus in eine Sc
hüssel geben, gut
verrühren und die Früchte hinzugeben.

Bananen-Quark

Portionen: 2 Portionen
Zeitaufwand: 5 Minuten
Nährwertangaben: ca. 500 kcal

Zutaten:
500 g Quark Magerstufe
2 Bananen
100 ml Milch
20 g Schokostreusel
Honig

Zubereitung:

1.   Quark und Milch miteinander vermengen, etwas Honig zum Süßen unterrühren und geschnittene Bananenstückchen dazu mischen.

2.   Die Masse auf zwei Schalen verteilen und nach eigenem Wunsch mit Schokostreuseln dekorieren.

Tofu Mit Miso Und Gemüse

Zutaten für eine Portion:
150 g Tofu
3 Grünkohl-Blätter
1 Zucchini
1 Thai-Chilischote
1 Knoblauchzehe
1 kleines Stück Ingwer
½ Selleriestange
¼ rote Zwiebel
3 EL Buchweizen
2 EL Miso-Paste
1 EL Mirin
2 TL Sesamsamen
2 TL Sojasoße
1 TL Kurkuma
1 TL Olivenöl

Zubereitung:
Mirin und Miso vermischen.
Tofu längs durchschneiden und halbieren.
In der Mirin-Miso-Paste für zehn Minuten marinieren.
In der Zwischenzeit den Sellerie und die Zwiebel
schälen und in Ringe schneiden.
Zucchini waschen und würfeln. Knoblauch, Thai-Chili
und Ingwer putzen und fein hacken.
Grünkohl grob hacken und in heißem Wasser
blanchieren.
Marinierter Tofu in eine Auflaufform geben und mit

dem Sesamsamen bestreuen.

Für 15 Minuten bei 200° C backen. Währenddessen Buchweizen nach Packungsanleitung zubereiten. Kurkuma unterrühren. Gemüse im Olivenöl kurz anbraten und mit Sojasoße ablöschen. Buchweizen mit dem Gemüse und dem Tofu servieren.

Zubereitungszeit: 40 Minuten

Pizza, Flammkuchen, Quiche

Pizza, Flammkuchen, Tarte und Quiche sind schnell zubereitet und sättigen ausgezeichnet. Damit kann man die Fastenphase locker überstehen. Wir haben für Sie einige Rezepte zusammengetragen, die Sie leicht nachkochen können. Diese Köstlichkeiten eignen sich sowohl als erste, wie auch als letzte Mahlzeit. Probieren Sie es aus!

Blumenkohl-Pizza
Portionen: 1 Pizza
Nährwerte je Portion:
Kcal: 480, Eiweiß: 51 g, Fett: 23 g, Kohlenhydrate: 12 g, Ballaststoffe: 9 g
Zutaten
1 kleiner Blumenkohl (Gewicht: 220 g)
180 g fettarmer Käse (Fettanteil: 30 %)

1 Ei

1 Knoblauchzehe

1 TL italienische Kräuter

1 Tetrapack passierte Tomaten

Belag beispielsweise Schinken, Salami, Pilze, Gemüse o. a.

150 g geriebener Käse

½ TL Salz

Zubereitung

1.	Backofen auf 180 °C vorheizen, 1 Backblech mit Backpapier auslegen.

2.	Blumenkohl waschen, grob stückeln, im Mixer zu Grieß zerkleinern. Die Körner in ein mikrowellengeeignetes Gefäß geben, in die Mikrowelle stellen, bei 600 Watt 8 Minuten vorgaren.

3.	Knoblauch abziehen, hacken; Käse raspeln.

4.	Blumenkohl, Knoblauch, Ei, Käse, italienische Kräuter und Salz in eine Schüssel geben, vermischen.

5.	Die Masse auf dem Backblech verteilen, in den Ofen schieben, 15 Minuten backen.

6.	Auf dem Pizzaboden die passierten Tomaten verstreichen, nach Wunsch belegen, darüber den geriebenen Käse verteilen.

7.	Die Pizza nochmals in den Ofen schieben, 10 Minuten backen.

Grüner Salat Mit Himbeerdressing

Zutaten:
1 Kopfsalat
1 Radicchio
100 g Himbeeren
100 ml Orangensaft
4 EL Sonnenblumenöl
2 EL Balsamico-Essig
1 EL Senf
Salz, Pfeffer

Zubereitung:
Orangensaft in einem Topf mit dem Balsamico und dem Senf erhitzen.
Himbeeren und Rapsöl hinzugeben und gut verrühren.
Dressing fein pürieren.
Salzen und pfeffern.
Kopfsalat und Radicchio waschen, abtropfen lassen und in kleine Stücke schneiden.
Mit dem Himbeerdressing servieren.

Rote Linsen Salat

Für 2 Personen

Zutaten:
250g rote Linsen
2 Tomaten
1 kleine Lauchstange
6 Champignons
500 ml Wasser
4 EL Balsamico-Essig
2 El Olivenöl
1 Bund Petersilie
Salz, Pfeffer

Zubereitung:
Die roten Linsen unter heißem Wasser gut waschen
und in kochendes Wasser geben. Etwa 5 bis 6 Minuten
kochen. Danach die Linsen ein Sieb abgießen, mit
kaltem Wasser abschrecken und gut abtropfen lassen.
Den Lauch waschen und putzen. Den Lauch und die
Champignons in feine Scheiben schneiden, die
Tomaten achteln und die Petersilie fein hacken.
Die Linsen und das Dressing aus Olivenöl, Essig, Pfeffer
und Salz hinzugeben und alles miteinander verrühren.

Pfiffiges Rührei Mit Tomaten

Zutaten:
2 Eier (M)
7 Kirschtomaten
½ Frühlingszwiebel
½ Mozzarella
2 EL Milch
Frischer Basilikum
Salz, Pfeffer

Zubereitung:
Eier, Milch, Salz und Pfeffer verquirlen.
Tomaten und Mozzarella würfeln und die
Frühlingszwiebel in Ringe schneiden.
Alle Zutaten unter die Eiermasse rühren.
In heißem Öl zubereiten.
Mit gehacktem Basilikum garnieren.

Knuspermüsli (Zum Bevorraten)

Zeitaufwand: 65 Minuten
Nährwertangaben pro Portion:

Kcal: 285
Protein: 7g
Fett: 26g
Kohlenhydrate: 6g

Zutaten für 10 Portionen:
300g Kokosflocken
60g Sonnenblumenkerne
50g Kürbiskerne
60g gehackte Mandel
4 Eiweiß
Zubereitung:

1. Alle Zutaten miteinander vermischen und auf ein Backblech auslegen.
2. Im Backofen bei 135 Grad (Umluft) etwa 1 Stunde backen – nach einer halben Stunde einmal gut vermischen.

3. Nachdem das Knuspermüsli abgekühlt ist, kann es bevorratet werden.

Sommerlicher Kokos-Krautsalat
Zutaten für 4 Portionen

2 Karotte
½ Kopf Rotkohl
½ Fenchel
½ Stange Sellerie
2 Frühlingszwiebeln
1 Bio-Zitronen
1 TL Dijon-Senf
160 ml Kokoscreme
3 EL Frischer Koriander, kleingehackt

Außerdem:
Julienne-Messer
Nährwertangaben pro Portion

Kcal: 120 kcal; Kohlenhydrate: 13 g; Fett: 6 g; Eiweiß: 9,5 g
✔Zubereitung

Karotten waschen, schälen und mithilfe eines Julienne-Messers zu Karotten-Spaghetti" verarbeiten.

Das restliche Gemüse ebenfalls waschen. Rotkohl in feine Streifen schneiden, Fenchel und Sellerie in dünne Scheiben schneiden und die Frühlingszwiebeln in feine Ringe schneiden.

Den Saft zweier Zitronen, Dijon-Senf, Kokoscreme und Koriander in eine kleine Schüssel geben und verrühren.

Das Gemüse in eine große Salatschüssel füllen, das Dressing über dem Gemüse verteilen und unterrühren.

Den Salat auf tiefen Tellern anrichten, nach Belieben mit Kokosflocken und Zitronenspalten garnieren und umgehend servieren.

Müsli Mit Obst

Zutaten:
800g Joghurt
2 Kiwis
4 Physalis
2 Orangen
12EL Müsli
200g Heidelbeeren
Zubereitung:

1. Den Joghurt in eine Schüssel geben, die Kiwis und die Orangen in Scheiben
schneiden und die Heidelbeeren waschen.
2. Alles in eine Schüssel geben, verrühren und mit Physalis verziert servieren.

Frühlings-Auflauf

Portionen: 1 Portion
Zeitaufwand: 30 Minuten + Backzeit
Nährwertangaben: ca. 350 kcal

Zutaten:
300 g Kartoffeln geschält
2 Zwiebeln rot
2 Knoblauchzehen
1 Salatgurke
1 EL Dill
1 TL Rapsöl
Salz und Pfeffer

Zubereitung:

1.   Die Gurke waschen, in Scheiben schneiden, etwas Salz dazugeben und alles ziehen lassen. Nun die Kartoffeln schälen, in Scheiben schneiden und mit gewürfeltem Knoblauch und geschnittener Zwiebel für 15-20 Minuten goldbraun anbraten. Gurkenwasser abgießen und die Gurken mit zu den Kartoffeln geben.

2.   Alles zudecken und 10-15 Minuten ziehen lassen. Abschließend alles mit Gewürzen abschmecken.

Dattel-Bällchen

Zutaten für 36 Stück:
200 g getrocknete Datteln ohne Stein
175 g Kokosraspeln
150 g gemahlene Mandeln
1 Zitrone
2 EL Kakaonibs
1 EL getrocknete Goji-Beeren
1 EL Macapulver
1 TL Matchatee

Zubereitung:
Zitrone heiß abwaschen, Schale abreiben und Saft
auspressen. Gemeinsam mit den Datteln, Kakaonibs,
Mandeln und 125 g Kokosraspeln in einen Mixer geben
und fein mahlen. Je 25 g Kokosraspeln mit dem
Matchatee und mit den Goji-Beeren fein mahlen.
Aus dem Dattelteig ca. 36 kleine Bällchen formen.
Im Matcha-Kokos-Mehl, im Macapulver oder im Goji-
Kokos-Mehl wälzen.

Zubereitungszeit: 30 Minuten

Smoothie Mit Erdbeeren Und Pistazien

Portionen: 3
Nährwerte je Portion:
Kcal: 115, Eiweiß: 2 g, Fett: 8 g, Kohlenhydrate: 9 g
Zutaten
25 g Pistazienkerne
50 ml Wasser
300 ml Wasser
125 g frische Erdbeeren
½ Banane
gemahlene Bourbon-Vanille
1 EL Xucker
1 EL Kokosmus
Zubereitung

1.   Von den Pistazien die Haut abziehen.
2.   100 ml Wasser in eine Schüssel gießen, die Pistazienkerne zufügen, über Nacht einweichen.
3.   Am nächsten Morgen: Die Pistazienkerne in ein Sieb schütten, kurz abspülen, abtropfen lassen.
4.   Erdbeeren waschen (nicht putzen, den Blattansatz lassen).
5.   Banane schälen, stückeln.
6.   Erdbeeren, Bananenstücke, Pistazien in einen Mixer geben.
7.   Vanille, Xucker und Kokosmus zufügen.
8.   600 ml Wasser zugießen.

9.   Den Mixer starten, erst auf kleinster Stufe, dann mit der höchsten Stufe das Ganze zu feinem Püree pürieren.

10.   Wer es flüssiger haben möchte, der fügt noch Wasser hinzu.

Kokos –Blumenkohl

Zutaten:
5 EL Kokosöl
1 Zwiebel, gehackt
2 große Karotten
3 grüne Zwiebeln
½ großer Blumenkohlkopf
½ Tasse Bohnen
½ Tasse Wasser
3 Eier, leicht verquirlt

Zubereitung:
Pfanne mit 2 EL Kokosöl vorheizen.
Blumenkohl in kleine Stücke würfeln.
Zwiebel hacken und für 3 Minuten anbraten.
Karotten würfeln und hinzufügen für weitere 3
Minuten braten.
Grüne Zwiebeln schneiden und dazugeben.
Blumenkohl hinzufügen.
1 EL Kokosöl dazu gießen.
Regelmäßig rühren.
½ Tasse Wasser aufgießen, mit Deckel schließen.
5 Minuten dünsten lassen.
Deckel entfernen und umrühren.
Bohnen hinzufügen.
Eier separat leicht vermischen.
Blumenkohl gleichmäßig auf der Pfanne verteilen.
Eier vorsichtig darüber gießen.
Für 20-30 Minuten setzen lassen, danach umdrehen

sodass Eier aufkochen.

Entenbrust Mit Gemüse

Für 2 Personen

Zutaten:
1 Entenbrust (ca. 300 g)
2 Frühlingszwiebeln
1 rote Paprikaschote
1 Chilischote
1 Knoblauchzehe
100 g Mangold
150 g frische, reife Ananas
150 ml Geflügelfond
1 TL frischen Ingwer
1 TL Honig
1 EL Sesam
1 TL Sesamöl
2 EL Öl
Helle Sojasauce
1 TL Speisestärke

Zubereitung:
Sesam in einer heißen Pfanne (oder im Wok) ohne Öl
anrösten.
Entenbrust waschen, trocken tupfen. Wer es lieber
mag, kann die Haut entfernen. Entenbrust in Scheiben
schneiden.
Frühlingszwiebeln waschen, putzen und schräg in ca. 2
cm lange Stücke schneiden.

Paprika waschen, halbieren, entkernen und in Würfel schneiden. Chilischote in dünne Ringe schneiden. Knoblauchzehe schälen und fein hacken.

Mangold waschen, putzen und in Streifen schneiden. Ananas würfeln.

Entenbrust im Wok in heißem Öl anbraten. Dann Paprika, Chili, Knoblauch und Honig zugeben. Fond angießen und unter Rühren ca. 4 Minuten schmoren lassen. Mangold, Ananas und Honig untermengen. Speisestärke mit 1 EL Wasser anrühren. Fond damit abbinden und weitere 2 Minuten schmoren lassen. Mit Sesamöl und Sojasauce abschmecken. Mit Sesam bestreut servieren.

Knackiges Kartoffelbrötchen

Zutaten:
200 ml Dickmilch
2 Eier (M)
6 EL Haferkleie
4 EL Proteinpulver
3 EL Kartoffelfasern
1 EL Flohsamen
1 TL Salz

Zubereitung:
Alle Zutaten, bis auf einen EL Kartoffelfasern,
miteinander vermengen und zu einem glatten Teig
kneten.
Fünf Minuten quellen lassen.
Sechs kleine Brötchen formen.
Kreuzweise einschneiden und mit den restlichen
Kartoffelfasern bestreuen.
Im vorgeheizten Backofen bei 175°C für 25 Minuten
backen.

Knoblauchbrot Mit Pute

Zeitaufwand: 15 Minuten
Nährwertangaben pro Portion:

Kcal: 282
Protein: 12g
Fett: 15g
Kohlenhydrate: 25g

Zutaten für 2 Portionen:
4 Scheiben Graubrot
3 Knoblauchzehen
100g Putenbrust in Scheiben
30g Butter
etwas Salz
Zubereitung:

1. Knoblauch schälen und hacken und mit Salz und Butter verrühren.
2. Graubrot gleichmäßig mit der Knoblauchmasse bestreichen und bei 220 Grad (Umluft) im vorgeheizten Backofen ca. 6 Minuten backen.

3. Putenbrust in kleine Stücke schneiden und auf das warme Knoblauchbrot streuen.

Traditionelles Paprika-Gulasch
Zutaten für 4 Portionen

1 EL Olivenöl

400 g Schweinefilets, gewürfelt

1 Stange Sellerie, gewürfelt

1 Zwiebel, fein gewürfelt

2 TL Paprika, edelsüß

500 g Tomaten-Passata mit Knoblauch und Gewürzen

200 g Kartoffeln, geschält und geviertelt

250 g Knollensellerie, gewürfelt

200 g Naturjoghurt, fettreduziert

Nährwertangaben pro Portion

Kcal: 251 kcal; Kohlenhydrate: 21 g; Fett: 12,3 g; Eiweiß: 7,9 g

Zubereitung

Den Backofen auf 190° C vorheizen.

Olivenöl in einer feuerfesten Kasserolle erhitzen, Schweinefiletwürfel mit Salz und Pfeffer würzen und für 5 Minuten scharf anbraten.

Zwiebel, Paprika und Paprikapulver hinzufügen und für 2-3 Minuten mitbraten.

Tomaten-Passata, Sellerie, Knollensellerie, Kartoffeln und 350 Milliliter Wasser in die Kasserolle geben und aufkochen lassen.

Die Hitze reduzieren und das Gulasch zugedeckt für 35-40 Minuten köcheln lassen, bis das Fleisch und die Kartoffeln gar sind.

Das Gulasch auf tiefen Tellern anrichten, mit einem Esslöffel Naturjoghurt garnieren und heiß servieren.

Pfirsich-Käse-Mousse

Zutaten:
250g Streichkäse
4 Pfirsiche
4EL Rahm

1EL
1 Knoblauchzehe

Zitronensaft
12 Oliven
Salz und Pfeffer
Zubereitung:

1.
Streichkäse und Rahm in eine Schale geben und gut ver
mischen.
2. Knoblauch und Oliven klein hacken,
zur Mousse hinzugeben und mit Salz
und Pfeffer würzen.
3.
Pfirsiche in Würfel schneiden, mit ein wenig Zitronensa
ft beträufeln und das
Mousse zusammen mit den Pfirsichstücken auf dem Tel
ler anrichten.

Pellkartoffeln Mit Kräuterquark

Portionen: 2 Portionen
Zeitaufwand: 25 Minuten
Nährwertangaben: ca. 290 kcal pro Portion

Zutaten:
1 kg Kartoffeln
500 g Quark Magerstufe
4 Radieschen
1 EL Senf
1/2 Bund Schnittlauch
Zitronensaft
Kresse
Salz und Pfeffer

Zubereitung:

1.   Kartoffeln kochen und unterdessen den Quark mit Zitronensaft, Kresse, gehacktem Schnittlauch, Senf, Salz, Pfeffer und geraspelten Radieschen gut durchmischen.

2.   Kartoffeln aus dem Wasser nehmen, schälen und mit dem selbstgemachten Quark genießen.

Beeren-Smoothie

Portionen: 1
Zutaten
1 ½ Tassen TK-Brombeeren
½ Tasse TK-Heidelbeeren
¼ Tasse Cashewkerne
2 EL Hanfsamen
1 ½ Tassen Apfelsaft
1 Tasse Wasser
1 EL Lucumapulver
Zubereitung:

1.   Cashewkerne,   Hanfsamen,   Apfelsaft,
Lucumapulver und Wasser in den Mixer geben und gut durchmixen.
2.   Sobald eine geschmeidige Substanz erreicht ist, die tiefgekühlten Beeren hinzugeben und die ganze Masse nochmals gründlich durchmixen.
3.   Wer möchte, kann den Smoothie mit Stevia süßen.

Gebackener Honig-Schinken

Zutaten:
150 g Schinken
½ Tasse Honig
½ Tasse Kokosöl
½ Tasse frisch gepressten Orangensaft
½ Tasse Gewürznelken

Zubereitung:
Ofen bei 250 Grad C vorheizen.
Schinken mit Gewürznelken einreiben und mit der
Schnittseite auf die Bratpfanne platzieren.
Honig, Kokosöl und Orangensaft in einem kleinen Topf
zum Kochen bringen.
Mixtur in den Schinken einreiben und für 1 Stunde in
den Ofen stellen
Nachher Schinken für 10-15 Minuten abkühlen
Säfte aus der Bratpfanne in eine kleine Schale umfüllen
und über den Schinken träufeln

Schinken-Käse Muffins

Ergibt 12 Muffins

Zutaten:
500 g Quark
3 Eier
100 g Schinken (nach Geschmack geräuchert oder gekocht)
250 g Kleie (Hafer- oder Weizenkleie)
100 g geriebenen Käse (Gouda, Emmentaler, Mozzarella, etc.)
1 TL Paprikapulver
1 TL Backpulver
Salz und Pfeffer
für eine vegetarische Variante oder als zusätzliche Zutat Paprika, Lauch, Champignons oder anderes Gemüse

Zubereitung:
Den Ofen auf 180 Grad vorheizen.
Den Schinken und bei Bedarf das Gemüse klein schneiden.
Den Quark, die Eier, die Kleie, den geriebenen Käse sowie das Backpulver hinzufügen und alles gut verrühren. Mit Paprika, Salz und Pfeffer würzen.
Das Muffinblech gut einfetten (bei Muffinförmchen aus Silikon entfällt das) und die Masse gleichmäßig verteilen. Nicht zu voll machen, da die Muffins noch

etwas aufgehen.

Im Ofen etwa 20 Minuten backen. Das Bleich aus dem Ofen nehmen und etwas abkühlen lassen, bevor Sie die Muffins aus dem Blech nehmen und servieren.

Sie können ganz verschiedene Muffins-Variationen mit diesem Rezept kreieren. Neben Schinken können Sie auch Salami verwenden und auch bei den vegetarischen Zutaten können Sie nach Geschmack variieren und kombinieren.

Die Muffins können sowohl warm als auch kalt gegessen werden und eignen sich daher auch gut zum Mitnehmen.

Wolkiger Schnittlauch-Aufstrich

Zutaten:
100 g Creme Fraiche
½ Bund Schnittlauch
1 TL Senf
1 TL Meerrettich
Salz, Pfeffer

Zubereitung:
Schnittlauch waschen und klein schneiden.
Mit der Creme Fraiche, dem Senf und dem Meerrettich
verrühren.
Salzen und pfeffern.

Bacon-Ei

Zeitaufwand: 10 Minuten
Nährwertangaben pro Portion:

Kcal: 255
Protein: 7g
Fett: 25g
Kohlenhydrate: 1g

Zutaten für 1 Portion:
15g Schinkenspeck (Bacon)
1 Ei
1 Esslöffel Olivenöl
etwas Salz, Pfeffer
Zubereitung:

1. Schinkenspeck in Olivenöl kross braten.

2. Hitze reduzieren und Ei aufgeschlagen hinzugeben. Spiegelei mit Salz und Pfeffer würzen.

Saftige Fleischbällchen „Italia" Im Wrap

Zutaten für 4 Portionen

450 g Putenhackfleisch
100 g Vollkorn-Paniermehl
½ Zwiebel, fein gewürfelt
75 g Parmesan, gerieben
1 Ei
1 EL Knoblauch, gepresst
1 TL Italienische Kräuter
1 TL Zitronenschale einer Bio-Zitrone
½ TL Meersalz
½ TL Schwarzer Pfeffer
250 ml Tomatensauce, light
6 Vollkornwraps
1 grüne Paprika, in feine Streifen geschnitten
2 Tomaten, gewürfelt
Einige grüne Chilischoten, entkernt und kleingehackt
Nährwertangaben pro Portion

Kcal: 329 kcal; Kohlenhydrate: 31 g; Fett: 7 g; Eiweiß: 37 g
✔Zubereitung

Den Backofen auf 220° C vorheizen und ein Backblech mit Backpapier auslegen.
Putenhackfleisch, Paniermehl, Zwiebel, Parmesan, Ei, Knoblauch, Petersilie, italienische Kräuter, Zitronenschale, Salz und Pfeffer in eine große Rührschüssel geben und zu einer glatten Masse verarbeiten.

Mithilfe eines Teelöffels 22-24 kleine Fleischbällchen aus der Hackmasse formen und die Fleischbällchen gleichmäßig auf dem mit Backpapier ausgelegten Backblech verteilen.

Über jedem Fleischbällchen einen Teelöffel der Tomatensauce verteilen und die Fleischbällchen für 15-18 Minuten goldbraun backen.

Jeden der Wraps mit zwei Esslöffeln Tomatensauce bestreichen und mit vier Fleischbällchen belegen. Grüne Paprika, Tomaten und Chili über den Fleischbällchen verteilen und die Wraps mit Käse nach Wahl und frischer Petersilie servieren.

Kichererbsensalat

Zutaten:
2 Dosen Kichererbsen
3EL Petersilie
½ Salatkopf
2El Olivenöl
4 Tomaten
2EL Balsamico
2 rote Paprika
Öl zum Braten
2 Schalotten
Pfeffer und Salz
Kresse zum Verzieren
Zubereitung:

1.   Das Gemüse waschen und in Stücke schneiden und die Kichererbsen abtropfen lassen.
2.   Schalotten schälen und klein hacken, Petersilie waschen und ebenfalls klein hacken.
3.
Für das Dressing: Olivenöl, Balsamico, Pfeffer, Salz, Schalotten und
Petersilie in einem Schälchen gut vermischen.-
4.
In einer großen Schüssel Kichererbsen und Gemüse gut mischen, dann das
Dressing drüber geben und nochmals gut durchmische n.

Fischfilet Mit Buntem Gemüse

Portionen: 1 Portion
Zeitaufwand: 20 Minuten + Koch- und Backzeit
Nährwertangaben: ca. 380 kcal

Zutaten:
200 g Seehecht-Filets
100 g Cocktailtomaten
80 g Lauchzwiebeln
1 Zwiebel
2 Knoblauchzehen
1 Apfel
1 EL Balsamicocreme
1/2 Zitrone
1 TL Rapsöl

Chiliflocken
Salz und Pfeffer
Zubereitung:

1.	Seehechtfilets bei mittlerer Hitze in einer Pfanne mit Öl braten. Apfel würfeln, Zitrone auspressen und mit dem Saft die Apfelstückchen in einer Schüssel beträufeln. Tomaten, Lauchzwiebel, Zwiebel und Knoblauch würfeln und zu den Apfelstückchen geben.

2.	Balsamicocreme dazugeben und alles mit Gewürzen wie z. B. Chiliflocken abschmecken. Auf einem Teller gemeinsam mit dem Seehechtfilet anrichten.

96

Smoothie Mit Kopfsalat

Portionen: 1
Zutaten:
2 Bananen
100 g Kopfsalat
¼ l Wasser
Zubereitung:

1.   Bananen schälen, klein schneiden.
2.   Kopfsalat waschen, klein schneiden.
3.   Beides mit dem Wasser in den Mixer geben und durchmixen, bis die Masse eine geschmeidige Konsistenz hat.

Brownies

Zutaten:
220 g Butter
150 g Mandelmehl
150 g dunkle Schokolade
200 g Zucker
4 Eier (M)
50 g gehackte Mandeln

Zubereitung:
Schokolade und Butter im Wasserbad schmelzen.
Eier und Zucker schaumig schlagen.

Mehl, Backpulver und geschmolzene Schokolade
hinzugeben und verrühren.
Mandeln unterheben.
Im vorgeheizten Ofen bei 175°C für 20 Minuten
backen.

Paprika - Quinoa Salat

Zutaten:
2 Avocados
½ Tasse Quinoa
2 rote Paprikaschoten
1-2 Frühlingszwiebeln
1 Knoblauchzehe
3 EL frischen Koriander
3 EL Zitronensaft
3 EL natives Olivenöl
½ TL Kümmel

Zubereitung:
Quinoa kochen.
Avocados schälen und würfeln.
Zwiebeln fein schneiden.
Knoblauch und Koriander hacken.
Paprikaschoten würfeln.
Zutaten in eine Salatschüssel geben.
Quinoa hinzufügen und mit Olivenöl und Zitronensaft begießen.
Salat ordentlich vermischen.

Gegrillte Jakobsmuscheln

Zeitaufwand: 20 Minuten
Nährwertangaben pro Portion:

Kcal: 130
Protein: 12g
Fett: 4g
Kohlenhydrate: 6g

Zutaten für 2 Portionen:
6 Jakobsmuscheln
1 Esslöffel Olivenöl
3 Teelöffel Koriander, gemahlen
½ Zitrone
etwas Thymian, Salz
Zubereitung:

1. Muscheln mit Thymian, Koriander und etwas abgeriebener Zitronenschale bestreuen.
2. Olivenöl darüber geben und 5 Minuten ziehen lassen.

3. Muscheln von beiden Seiten garen, vor dem Servieren mit Salz und Zitronensaft abschmecken.

Lasagne-Röllchen Mit Gemüsefüllung

Zutaten für 4 Portionen

8 Vollkorn-Lasagneplatten

1 TL Olivenöl

225 g Pilze, aus der Dose

½ Zwiebel, fein gehackt

1 TL Knoblauch, gepresst

300 ml Tomatensauce, light

300 g gestückelte Tomaten, aus der Dose

½ TL Basilikum, getrocknet

¼ TL Oregano, getrocknet

225 g Ricotta

125 g Parmesan, gerieben

1 Ei

¼ TL Salz

¼ TL Schwarzer Pfeffer

125 g Babyspinat

100 g Mozzarella, gerieben

Nährwertangaben pro Portion

Kcal: 280 kcal; Kohlenhydrate: 35 g; Fett: 9 g; Eiweiß: 17 g

✔ Zubereitung

Den Backofen auf 180° C vorheizen und eine Auflaufform mit Olivenöl einfetten.

Salzwasser in einem großen Topf zum Kochen bringen und die Lasagneplatten nach Packungsanweisung zubereiten. Das Kochwasser abgießen und die Lasagneplatten auf einer Arbeitsfläche ausbreiten. Mit feuchten Küchentüchern abdecken, damit sie nicht austrocknen.

Olivenöl in einer großen Pfanne erhitzen und Pilze, Zwiebel und Knoblauch für 3-4 Minuten dünsten. Das Gemüse aus der Pfanne nehmen und beiseitestellen.

Tomatensauce, gestückelte Tomaten, Basilikum und Oregano in einer großen Rührschüssel verrühren und beiseitestellen.

Ricotta, Parmesan, Ei, Salz und Pfeffer in einer kleinen Schüssel vermengen. Den Babyspinat unterheben, bis der Spinat vollständig mit der Käsemischung bedeckt ist.

Die Hälfte der Tomatensauce auf dem Boden der Form verteilen. Jede Lasagneplatte mit Käse-Mischung und einem Esslöffel der Gemüsefüllung belegen, vorsichtig aufrollen und in der Auflaufform platzieren. Den Rest der Tomatensauce und den Mozzarella über den Röllchen verteilen.

Auflaufform mit Alufolie abdecken und für 25-30 Minuten backen. Die Lasagne-Röllchen heiß servieren.

Meeresfrüchtesalat

Zutaten:
50g Lachsfilet
1 Knoblauchzehe
50g Fischfilet
125ml Fischfond
2 Riesengarnelen
1EL Zitronensaft
50g Miesmuscheln
1TL Olivenöl
50g Tomaten
Salz und Pfeffer
Zubereitung:

1.   Den
Knoblauch schälen und mit den Tomaten in kleine Stüc
ke schneiden.
2.
Eine Pfanne mit Olivenöl erhitzen und Knoblauch, T
omaten und Fischfond

hinzugeben.
3.   Die
Fischfilets in kleine Stücke schneiden. Garnelen schälen
 und den Darm entfernen.
Alle Fischsorten in die Pfanne geben und 5 Minuten zie
hen lassen.
4.
Einen kleinen Topf Wasser erhitzen und die Miesm
uscheln hinzugeben bis

sie sich öffnen. Die geöffneten Muscheln in die Pfanne geben, mit Salz, Pfeffer und Zitronensaft würzen und gut mischen.

Minziger Gurkensaft

Zutaten:
4 Salatgurken
2 Birnen
1 TL gehackte Minze

Zubereitung:

1.   Alle Zutaten waschen. Die Salatgurken und Birnen in Stück schneiden, die Minze ggf. klein hacken. Alles pürieren und nach Belieben mit Wasser verdünnen.

2.   Durch die regelmäßige Aufnahme von Flüssigkeit wird der Körper bei der Entgiftung unterstützt, der Stoffwechsel angekurbelt und der Abnehmerfolg gesteigert.

Grüner Salat Mit Himbeerdressing

Zutaten:
1 Kopfsalat
1 Radicchio
100 g Himbeeren
100 ml Orangensaft
4 EL Sonnenblumenöl
2 EL Balsamico-Essig
1 EL Senf
Salz, Pfeffer

Zubereitung:
Orangensaft in einem Topf mit dem Balsamico und
dem Senf erhitzen.
Himbeeren und Rapsöl hinzugeben und gut verrühren.
Dressing fein pürieren.
Salzen und pfeffern.
Kopfsalat und Radicchio waschen, abtropfen lassen und
in kleine Stücke schneiden.
Mit dem Himbeerdressing servieren.

Scharfe Tomaten

Zeitaufwand: 15 Minuten
Nährwertangaben pro Portion:

Kcal: 120
Protein: 4g
Fett: 3g
Kohlenhydrate: 19g

Zutaten für 2 Portionen:
400g Tomaten
250g frische Gurke
100g Blattsalat
1 Zwiebel
5g Chillies, gehackt
1 Esslöffel Olivenöl
2 Spritzer Zitronensaft
Gartenkräuter nach Geschmack (z. B. Petersilie)
Salz, Pfeffer
Zubereitung:

1. Blattsalat, Gurke und Tomaten waschen und klein schneiden. Zwiebel schälen und in halbe Ringe schneiden.

2. Alles in eine Schüssel geben und gut vermischen. Zitronensaft, Salz und Pfeffer zugeben.

Vegetarische „Banh Mi"-Frühlingsrollen Mit Tofu

Zutaten für 4 Portionen

500 g Gemüse nach Wahl (Karotten, Rettich, Radieschen usw.)
165 ml Reisessig
250 ml Wasser
4-5 TL Honig
½ TL Meersalz
1 Limette, ausgepresst

250 g Tofu
1 EL Sojasauce
12 Blätter vietnamesisches Reispapier
1 Bund Koriander
n.B. Sriracha- oder Chili-Sauce

Etwas Erdnussbutter
Nährwertangaben pro Portion

Kcal: 237 kcal; Kohlenhydrate: 37 g; Fett: 4 g; Eiweiß: 11,3g
Zubereitung

Den Backofen auf 180° C vorheizen.
Tofu in feine Streifen schneiden und auf ein mit Backpapier ausgelegtes Backblech legen. Das Tofu für 25-30 Minuten goldbraun backen. Mit Sojasauce einstreichen und beiseitestellen.

Reisessig, Wasser, Honig, Salz und Limettensaft in einer kleinen Schüssel gründlich verrühren. Das Dressing kalt stellen.

Gemüse nach Wahl in feine Streifen schneiden und in das Dressing geben. Gründlich verrühren, um es gleichmäßig zu marinieren.

300 Milliliter Wasser zum Kochen bringen und von der Herdplatte nehmen.

Das marinierte Gemüse aus der Marinade nehmen und die Marinade zum späteren Dippen beiseitestellen.

Reispapier kurz in 'heißes Wasser eintauchen, 3-4 Streifen Tofu drauflegen, mariniertes Gemüse über dem Tofu verteilen, mit 1-2 Teelöffeln Sriracha oder Chili-Sauce und etwas Koriander würzen und die Röllchen einklappen und zusammenrollen.

Mit den restlichen Frühlingsrollen ebenso verfahren.

Mit der restlichen Marinade und etwas Erdnussbutter servieren.

Chili Sin Carne

Zutaten:

1 Paprika

2 Dosen gehackte Tomaten

1 Dose Mais

1EL Olivenöl

1 Dose Kidneybohnen

1TL Paprikapulver

1 Zwiebel

Salz und Pfeffer

2EL frische Petersilie

Zubereitung:

1.

Paprika waschen, entkernen, vom Strunk entfernen und in kleine Würfel
schneiden. Die   Kidneybohnen in einen Sieb geben, abtropfen lassen und die Zwiebel
schälen und klein hacken.

2.   Öl in einem Topf erhitzen,   die Zwiebeln glasig dünsten, die Paprika hinzugeben
und leicht anbraten.

3.

Gehackte Tomaten, Mais, Kidneybohnen und Gemüseb rühe hinzugeben und
10 Minuten bei geschlossenem Deckel köcheln lassen.

4.   Alles
mit Salz, Pfeffer und Paprikapulver abschmecken   und servieren

Pikante Gemüsebrühe

Zutaten:
150 g Gemüse
100 g Möhren
75 g Tomaten
50 g Sellerie
50 g Lauch
20 g Petersilienwurzeln
2 Pilze
1 Zwiebel
1 EL gehackte Kräuter
500 ml Wasser
etwas Olivenöl

Zubereitung:

1.   Alles Gemüse und alle Kräuter waschen, dann das Gemüse klein raspeln und mit Olivenöl andünsten.

2.   Nun die 500 ml Wasser und die Kräuter hinzugeben und alles eine Stunde kochen lassen. Fertig ist die pikante Gemüsebrühe!

Grünkohl Mit Reis

Zutaten:
1 TL Kokosöl
¼ Zwiebeln
3 Karotten
2 Tassen gemischte Pilze
1 Bund Grünkohl
1 EL Zitronensaft
1 EL Soja Soße
1 Tasse Wildreis

Zubereitung:
Pfanne mit etwas Öl vorheizen.
1-2 Tassen Reis vorkochen.
Zwiebeln klein würfeln und 3 Minuten anbraten.
Karotten in Scheiben schneiden und zu den Zwiebeln
hinzufügen.
Für weitere 3 Minuten anbraten.
Grünkohl in mundgroße Stücke schneiden.
Pilze hinzufügen und für 2 Minuten braten.
Grünkohl, Zitronensaft und Soja Soße hinzufügen und
vermischen.
Braten bis die Zutaten welk werden.
Mit Reis servieren.

Kürbisgrillies

Zeitaufwand: 15 Minuten
Nährwertangaben pro Portion:

Kcal: 295
Protein: 8g
Fett: 7g
Kohlenhydrate: 50g

Zutaten für 2 Portionen:
1 kleiner Hokkaidokürbis
etwas Olivenöl
Salz, Pfeffer
Zubereitung:

1. Kürbis waschen, Fasern und Kerne entfernen und in Ringe schneiden.

2. Ringe mit wenig Öl einpinseln und ca. 8 Minuten grillen. Salz und Pfeffer zugeben.

Griechisches Rotbarschfilet

Zutaten:
2 Rotbarschfilets
10 Oliven
1EL Zitronensaft
50g gehackte Tomaten
1 Zwiebel

Oregano
1 Knoblauchzehe

Basilikum
1TL Olivenöl
Salz und Pfeffer
Zubereitung:

1. Den Backofen auf 180°C vorheizen, eine Auflaufform vorbereiten und den
Fisch und den Zitronensaft hineingeben.
2. Zwiebel und Knoblauch schälen, in kleine Stücke hacken und anschließend in einer Pfanne mit Olivenöl anbraten.
3. Die gehackten Tomaten hinzugeben, gut mischen, mit Salz, Pfeffer und
den Kräutern würzen und gut umrühren.
4. Die Mischung über das Fischfilet geben und alles für ca. 30 Minuten in den Backofen geben.

Brokkoli Salat Mit Gewürzgurken

Portionen: 4 Portionen
Zeitaufwand: 30 Minuten
Nährwertangaben: ca. 150 kcal pro Portion

Zutaten:
5 Gewürzgurken
2 Brokkoli
1 Dose Mais
1 Zwiebel
1 Päckchen Gewürzmischung Dill
Etwas Schmand
Etwas Mayonnaise

Zubereitung:

1.   Brokkoli waschen, die Röschen abtrennen, etwas zerkleinern und in eine Salatschüssel legen. Zwiebel würfeln, den Mais abtropfen und kurz abwaschen, die Gurken in Scheiben schneiden und mit zum Brokkoli geben.

2.   In einem separaten Schälchen Mayonnaise, Schmand, Gewürzmischung und Dressing vermischen und über den Salat gießen.

Gebackener Honig-Schinken

Zutaten:
150 g Schinken
½ Tasse Honig
½ Tasse Kokosöl
½ Tasse frisch gepressten Orangensaft
½ Tasse Gewürznelken

Zubereitung:
Ofen bei 250 Grad C vorheizen.
Schinken mit Gewürznelken einreiben und mit der
Schnittseite auf die Bratpfanne platzieren.
Honig, Kokosöl und Orangensaft in einem kleinen Topf
zum Kochen bringen.
Mixtur in den Schinken einreiben und für 1 Stunde in
den Ofen stellen
Nachher Schinken für 10-15 Minuten abkühlen
Säfte aus der Bratpfanne in eine kleine Schale umfüllen
und über den Schinken träufeln

Gemüsepfanne Mit Hirse

Zeitaufwand: 40 Minuten
Nährwertangaben pro Portion:

Kcal: 290
Protein: 6g
Fett: 12g
Kohlenhydrate: 39g

Zutaten für 2 Portionen:
100g Hirse
1 Zwiebel
1 Knoblauchzehe
1 Zucchini
2 Karotten
1 Esslöffel Olivenöl
180ml Gemüsebrühe
Basilikum, Salz, Pfeffer
Zubereitung:

1. Karotten und Zucchini putzen und in Würfel schneiden. Zwiebel und Knoblauch schälen und ebenfalls in Würfel schneiden und in Olivenöl im Topf dünsten.
2. Hirse zugeben und weiter dünsten.
3. Nun mit Gemüsebrühe ablöschen und aufkochen. Weitere 6 Minuten kochen und anschließend von der Kochstelle nehmen und einige Minuten quellen lassen.

4. Mit Basilikum, Salz und Pfeffer würzen.

Rucolacreme-Gnocchi

Portionen: 1 Portion
Zeitaufwand: 35 Minuten + Kochzeit
Nährwertangaben: ca. 390 kcal

Zutaten:
200 g Kartoffeln
100 g Rucola
100 ml Gemüsebrühe
50 g Vollkornmehl
1 Zwiebel
1 Knoblauchzehe
1 EL Parmesan gerieben
1 TL Pflanzencreme
1/2 EL saure Sahne
Salz
Zubereitung:

1.   Zunächst die Kartoffeln schälen, für 15 Minuten kochen lassen, stampfen, Mehl dazu kneten, alles in Alufolie wickeln und bei Zimmertemperatur ruhen lassen. In einem Topf nun gehackte Zwiebel und fein geschnittenen Knoblauch andünsten und Rucola mit Brühe dazu geben.

2.   Alles muss für 10 Minuten bei geringer Temperaturzufuhr kochen. In einem anderen Topf jetzt 1 TL Salz mit 750 ml Wasser kochen und währenddessen aus dem Kartoffel-Mehl-Teig Röllchen formen. Die Röllchen nun in ca. 2 cm dicke Stücken

schneiden und mit Hilfe einer Gabel platt drücken, so dass sich kleine Rillen im Teig bilden.

3.   Diese nun ins Salzwasser legen und bei kleiner Hitze für 15 Minuten ziehen lassen. Unterdessen die Rucolamischung pürieren und die saure Sahne hinzu mischen. Die Gnocchi aus dem Salzwasser nehmen, mit der Rucolasauce servieren und mit etwas Parmesan bestreuen.

Brownies

Zutaten:
220 g Butter
150 g Mandelmehl
150 g dunkle Schokolade
200 g Zucker
4 Eier (M)
50 g gehackte Mandeln

Zubereitung:
Schokolade und Butter im Wasserbad schmelzen.
Eier und Zucker schaumig schlagen.
Mehl, Backpulver und geschmolzene Schokolade
hinzugeben und verrühren.
Mandeln unterheben.
Im vorgeheizten Ofen bei 175°C für 20 Minuten
backen.

Entenleber Sauvernes

Zeitaufwand: 40 Minuten
Nährwertangaben pro Portion:

Kcal: 505
Protein: 31g
Fett: 18g
Kohlenhydrate: 45g

Zutaten für 2 Portionen:
300g Entenleber
125ml Rotwein, trocken
1 große Zwiebel, geschält und fein gehackt
3 Esslöffel Schlagsahne
100g Basmatireis
2 Esslöffel Olivenöl
Pfefferkörner, Geflügelfonds, Salz, Pfeffer
Zubereitung:

1. Zwiebelstücke in Olivenöl anschwitzen. Den Reis nach Anleitung kochen.
2. Entenleber in kleine Stücke schneiden, zu den Zwiebelstücken geben und von allen Seiten gut anbraten.
3. Rotwein zum Ablöschen nehmen und danach ca. 12 Minuten köcheln.
4. Mit Pfeffer, Salz und Geflügelfonds abschmecken.

5. Pfefferkörner und Schlagsahne unterrühren.

Asiatische Gemüsepfanne Mit Glasnudeln

Zutaten:

50g Glasnudeln

½ Brokkoli

1 große Zwiebel

4EL Sojasauce

½ Bund

2EL Olivenöl

Frühlingszwiebeln

50g Cashewkerne

2 Karotten

Zubereitung:

1. Die Glasnudeln in heißem Wasser einweichen, Zwiebeln schälen und in
kleine Würfel schneiden.

2. Die Karotten waschen, schälen und in dünne Streifen schneiden. Frühlingszwiebeln waschen und in Stücke schneiden.

3. Die Rösschen vom Brokkoli entfernen, waschen und in mun dgerechte
Stücke schneiden. Anschließend die Zwiebeln leicht in Öl anbraten, die Karotten und Frühlingszwiebeln hinzugeben
und andünsten.

4. Brokkoli und Sojasauce hinzugeben und ca. 10 Minuten bei geschlossenem Deckel
bei kleiner Hitze köcheln lassen.

5.   Die   Glasnudeln in einem Sieb abschütten, zu den restlichen Zutaten in die
Pfanne geben,
Cashewkerne hinzugeben und nochmals umrühren.

Hack-Sauerkraut-Eintopf

Portionen: 4 Portionen
Zeitaufwand: 15 Minuten + Kochzeit
Nährwertangaben: ca. 230 kcal pro Portion

Zutaten:
500 g Hackfleisch vom Schwein
3 Zwiebeln
2 Eigelb
2 EL Paprikamark
1 kleine Dose Tomatenmark
1 Dose Sauerkraut
1 l Fleischbrühe
1 TL Kümmel
1 Knoblauchzehe
Etwas Mayonnaise
Etwas saure Sahne
Etwas Kondensmilch
Salz und Pfeffer

Zubereitung:

1.   Hackfleisch, Sauerkraut, geschnittene Zwiebeln, das Tomaten- und das Paprikamark für 15 Minuten kochen und Kümmel sowie eine Tasse heißes Wasser dazu gießen. Fleischbrühe dazu gießen und weitere 15 Minuten bei geringer Temperatur köcheln. In einer kleinen Schüssel für die Sauce 2 Eigelb, ca. 1 EL Mayonnaise, 1 TL saure Sahne, Pfeffer und einen

Schuss Kondensmilch vermengen, Knoblauch auspressen und alles gut miteinander mischen.

2. Beides kann separat auf verschiedenen Tellern serviert oder vermischt und gemeinsam serviert werden.

Eiweißbrot Mit Käse

Kalorien: 177,2 kcal | Eiweiß: 16 Gramm | Fett: 10,8 Gramm | Kohlenhydrate: 4 Gramm
Zutaten für eine Person:
1 Scheibe Eiweißbrot | 1 TL Frischkäse | 1 TL Paprika, rot, klein gewürfelt | 2 dünne Scheiben Tilsiter Käse | Salz und Pfeffer nach Bedarf
Zubereitung:

Das Brot mit dem Frischkäse bestreichen, mit dem Tilsiter oder einem anderen Hartkäse belegen, mit Paprika bestreuen und mit Salz und Pfeffer würzen.

Brunnenkresse-Salat Mit Kirschtomaten

ca. 55 Kalorien
Zubereitungszeit: ca. 4 Minuten

Zutaten:

250 g Kirschtomaten
80 g Brunnenkresse
2 Teelöffel Balsamico-Creme
1 Prise Salz

Zubereitung:

1. Die Tomaten halbieren, mit Salz und Balsamico-Creme mischen.
2. Die Brunnenkresse waschen und in Streifen schneiden. Die Tomaten damit bestreuen und leicht unterheben. Sofort servieren.

Tipp: Brunnenkresse ist nicht immer einfach zu bekommen. Variieren Sie z.B., in dem Sie die Kresse durch frischen Alfalfa-Sprossen oder Rucola-Salat austauschen.

Thymian-Hähnchenbrustfilet An Rosenkohl

330 kcal | 50g Eiweiß | 3g Fett

Zubereitungszeit: 25 Minuten

Portionen: 1

Zutaten:

- 350 g Hähnchenbrustfilet

- 300 g Rosenkohl

- 50 g Mais (aus der Dose)

- 2 EL Olivenöl

- 1 TL gerebelter Thymian

- 1 Prise Meersalz und Pfeffer

Zubereitung:

1. Wir nehmen das Hähnchenbrustfilet und reiben es rundherum mit dem Thymian und dem Salz ein.

2. Nun geben wir das Olivenöl in eine Pfanne und erhitzen diese. Dann braten wir das Hähnchenbrustfilet von beiden Seiten goldbraun an und lassen es bei schwacher Hitze durchgaren.

3. Wir waschen den Rosenkohl und geben ihn in einen mit Wasser befüllten Topf mit Dämpfeinsatz. Den Rosenkohl decken wir zu und garen ihn etwa 10 Minuten.

4. Jetzt schmecken wir das Hähnchenbrustfilet noch mit etwas Salz und Pfeffer ab und richten es auf

einen Teller an. Den Rosenkohl geben wir hinzu. Zum Schluss gießen wir noch schnell den Mais in einem Sieb ab und servieren diesen zusammen mit der Thymian-Hähnchenbrust und dem Rosenkohl.

Unwiderstehliches Bananen-Schoko-Müsli

kcal: 514 / Kohlenhydrate: 67 g / Eiweiß: 25 g / Fett: 15 g

Zutaten:

- 150 g Quark (20% Fett - Halbfettstufe)
- 50 ml Milch
- 1 Banane
- 40 g Haferflocken (alternativ Dinkel Flakes für den Crunch)
- 10 g Agavendicksaft
- Zartbitterschokolade (hoher Kakaoanteil)

Zubereitung:

1.   Zunächst den Quark mit fettarmer Milch und Agavendicksaft verrühren.
2.   Die Banane in kleine Scheiben schneiden und die Zartbitterschokolade in kleine Späne hobeln.
3.   Die Bananen-Scheiben (bis auf einige wenige, die wir zum Dekorieren aufsparen) sowie die Haferflocken unter den Quark mischen.

4.   Anschließend diesen Bananen-Haferflocken-Quark in eine Schale füllen und nach eigenen Wünschen mit den restlichen Bananen-Stückchen und den Schokoladen-Spänen bestreuen.

Eichblattsalat Mit Cumberland-Dressing

Nährwerte pro Portion

93 kcal - 1 g Eiweiß - 4 g Fett - 12 g Kohlenhydrate

Zutaten für 5 Portionen

Cumberland-Dressing

75 g Johannisbeergelee

63 ml Orangensaft

15 g Senf (mittelscharf)

20 ml Rapsöl

Jodsalz

Pfeffer, gemahlen

Cayennepfeffer

Eichblattsalat

200 g Blattsalat, frisch

Zubereitung

1. Johannisbeergelee, Orangensaft und Senf mit einem Stabmixer zu einer glatten Masse pürieren, dann das Öl tropfenweise hinzufügen, damit es eine einheitliche Sauce wird.

2. Mit Salz, Pfeffer und Cayennepfeffer abschmecken.

3. Salat waschen und zupfen. Mit dem Dressing mischen.

Italienische Minestrone Mit Weißen Bohnen

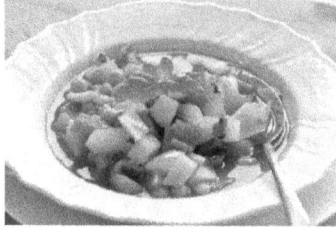

298 kcal

300 g verschiedene Gemüse, gewürfelt
(z.B. Brokkoli, Zucchini, Karotten, Kohlrabi, Lauch usw.)
50 g Kartoffeln, geschält, gewürfelt
1 Knoblauchzehe, zerdrückt
1 TL Olivenöl
1 EL Tomatenmark
200 ml Gemüsebrühe
1 Lorbeerblatt
60 g weiße Bohnen (Konserve)
1 Scheibe Schwarzwälder Schinken
1 TL Parmesankäse
Salz, Pfeffer

In einem Topf die Gemüse mit den Kartoffelwürfeln in dem Olivenöl anschwitzen. Knoblauch und Tomatenmark dazugeben. Mit der Gemüsebrühe auffüllen. Mit dem Lorbeerblatt etwa 20 Minuten köcheln lassen und Salz und Pfeffer abschmecken. Zum

Schluss die Bohnen darunterheben. Den Schinken fein würfeln und ebenfalls dazugeben. Mit dem Parmesankäse servieren.

Kohl Twist

Zutaten

40 Gramm Kohlblätter gezupft
40 Gramm Brokkoli Röschen
90 Gramm Himbeeren
90 Gramm Aprikosenhälften
200 ml Wasser
22 Gramm Soja-Protein
11 Gramm Chia-Samen
Proteine 26g, Fett 5g, Kohlenhydrate 17g, Ballaststoffe 13g, 256 Kcal
Zubereitung

Geben Sie die Nüsse, Samen oder Kerne in den großen Behälter. Schrauben Sie die NutriBullet Extraktor-Klingen an der Oberseite des Behälters an. Drehen Sie den Behältern nun um, verbinden Sie ihn mit der NutriBullet Power Base Basiseinheit und starten Sie den Extraktionsvorgang durch eine Drehung. Extrahieren Sie für 30 Sekunden. Geben Sie den Rest der festen Zutaten in den Behälter und drücken alles unter der MAX Linie zusammen. Füllen Sie dann den Behälter mit der jeweiligen Flüssigkeit auf. Schrauben Sie die NutriBullet™ Extraktor-Klingen an der Oberseite des Behälters an. Drehen Sie den Behältern nun um, verbinden Sie ihn mit der NutriBullet Power Base Basiseinheit und starten Sie den Extraktionsvorgang durch eine Drehung erneut. Extrahieren Sie all das Gute aus den Zutaten bis alles gleichmäßig flüssig ist (rund 20 Sekunden).

Flüssige Currywurst

Zeitaufwand: 20 Minuten
Nährwertangaben pro Portion:

Kcal: 420
Protein: 18g
Fett: 34g
Kohlenhydrate: 10g

Zutaten für 2 Portionen:
200g Bratwurst
400ml Tomaten, passiert (Dose)
2 Esslöffel Curryketchup
1 Zwiebel
1 Esslöffel Sahnejoghurt
1 Esslöffel Öl
Salz, Pfeffer, Curry, Paprikapulver
Zubereitung:

1. Zwiebel schälen, würfeln und Bratwurst in Scheiben schneiden.
2. Bratwurst im Topf und heißem Öl einige Minuten braten, würzen und Zwiebelwürfel hinzufügen. Kurz weiterbraten, Curry darüber streuen und mit Tomaten und Curryketchup löschen.

3. 5 Minuten aufkochen und Suppe mit Gewürzen und Joghurt abschmecken.

Hähnchen Und Fenchel

Zutaten:
2 Hähnchenbrustfilets
20 ml Gemüsebrühe
1 Fenchelknolle
½Stängel Dill
1 Zwiebel
Salz und Pfeffer
1 Möhre
1EL Olivenöl
1 Zitrone
Zubereitung:

1.Zwiebel, Möhre und Fenchel schälen,
in kleine Stücke hacken   und   die
Zitrone in kleine Scheiben schneiden.
2. Die Hähnchenbrust mit Salz und Pfeffer würzen, eine
Pfanne mit
Olivenöl erhitzen und Zwiebel, Fenchel, Möhren un
d Zitrone anbraten.
3.Hähnchenbrust hinzugeben und ebenfalls 2 Minuten
anbraten.
4.Alle Zutaten in eine Auflaufform geben,
mit Alufolie bedecken, den
Backofen auf ca. 180°C vorheizen und die
Auflaufform für ca. 15 bis 20 Minuten
in den Ofen geben.

Popcorn (Fettfrei)

ca. 190 Kalorien
Zubereitungszeit: ca. 5 Minuten

Zutaten:

4 Esslöffel Popcornmais
1 Esslöffel Wasser
¼ Teelöffel Salz

Zubereitung:

1. Das Wasser in eine große Mikrowellengeeignete Schüssel geben, das Salz darin auflösen.

2. Den Popcornmais zufügen, kurz schütteln und abdecken. Bei 800 Watt ca. 4 Minuten in der Mikrowelle aufpoppen lassen. Achtung: Die Dauer hängt vom Gerät und der verwendeten Schüssel ab. Sobald das Poppen nur noch alle 2 bis 3 Sekunden auftritt, ist das Popcorn fertig.

Herzhaftes Käse Ananas Brot

kcal: 168 / Kohlenhydrate: 5 g / Eiweiß: 11 g / Fett: 11 g

Zutaten:
- 1 Scheibe Eiweißbrot
- 1 EL Frischkäse
- 15 g Ananas
- 1 EL Putenschinken
- 1 EL geriebenen Käse
- Pfeffer

Zubereitung:

1. Zunächst die Ananas und den Putenschinken klein schneiden und mit dem Frischkäse vermischen.

2. Anschließend die Masse auf das Eiweißbrot streichen. Den geriebenen Käse drüberstreuen und das Ganze bei 200°C für 5 Minuten im Backofen überbacken.

3. Das Brot aus dem Backofen nehmen und eine Prise Salz und Pfeffer vor dem Servieren auf das Brot streuen.

Gurkensalat Mit Joghurtdressing
Nährwerte pro Portion

74 kcal - 2 g Eiweiß - 5 g Fett - 5 g Kohlenhydrate
Zutaten für 5 Portionen

150 g Joghurt (1.5 % Fett)
Schnittlauch
750 g Salatgurke, frisch
20 ml Kräuteressig
20 ml Rapsöl
Jodsalz
Pfeffer
Zucker

Zubereitung

Für den Gurkensalat die Gurken in Scheiben schneiden und salzen, abtropfen lassen. Alle anderen Zutaten zu den Gurkenscheiben geben und mischen.

Nizzasalat Mit Gegrilltem Thunfisch

320 kcal

50 g Eisbergsalat oder Lattichsalat (Römischer Salat)
1 Ei, hartgekocht
50 g Zuckerschoten oder Keniabohnen
½ rote Paprikaschote, gewürfelt
¼ Salatgurke, gewürfelt
1 Tomate, gewürfelt
100 g frischer Thunfisch
1 TL Olivenöl
2 EL Caesar Salatdressing light (Fertigprodukt)
Salz, Pfeffer

Den Salat waschen und in grobe Stücke schneiden. Das Ei vierteln. Die Zuckerschoten in gesalzenem Wasser 20 Sekunden abkochen, in ein Sieb geben und kalt abspülen. Das Thunfischfilet mit Olivenöl einpinseln, mit Salz und Pfeffer würzen und in einer Grillpfanne (oder einer beschichteten Pfanne) kurz von jeder Seite grillen bzw. braten. Der Fisch darf innen noch etwas roh sein. Alles zusammen, inclusive der restlichen gewürfelten Gemüse auf einen Teller anrichten und mit dem Dressing beträufeln.

Schinken-Pizza

Portionen: 2
Schwierigkeit: leicht
Vorbereitung: 10
Zubereitung: 15
Kalorien: 473/ Person

Zutaten:
1 Pizzateig
1 Dose Pizzatomaten
30 g Kochschinken
250 g Joghurt
1 Zwiebel
70 g Streukäseoder Schafskäse
2 TL italienische Kräuter

Zubereitung:

Backofen auf 220°C Ober- und Unterhitze vorheizen.
Backpapier auf dem Backblech auslegen, Teig darauf
ausbreiten und den Rand mit der Gabel von beiden
Seiten einstechen.
Maximal 8 Minuten vorbacken.
Kochschinken in grobe Stücke zerreißen, Zwiebel in
Ringe schneiden.
Pizzatomaten in eine Schüssel geben, etwas Joghurt
und Gewürze dazu und gut mischen.
Pizzateig noch heiß mit der Tomatenmischung
bestreichen und die Hälfte des Streukäses/Schafskäses

darüber bröseln.

Kochschinken und Zwiebeln gleichmäßig verteilen und den restlichen Käse verteilen.

Pizza ca. 10 Minuten golden im Backofen backen und zum Schluss mit den italienischen Kräutern bestreuen, evtl. mit Pfeffer und Salz nachwürzen.

Schwarzbeere Aprikose

Zutaten

80 Gramm Brokkoli Röschen
90 Gramm Schwarzbeeren
90 Gramm Aprikosenhälften
200 ml Wasser
25 Gramm Erbsen-Protein
6 Gramm Mandeln
Proteine 25g, Fett 5g, Kohlenhydrate 25g, Ballaststoffe 7g, 258 Kcal
Zubereitung

Geben Sie die Nüsse, Samen oder Kerne in den großen Behälter. Schrauben Sie die NutriBullet Extraktor-Klingen an der Oberseite des Behälters an. Drehen Sie den Behältern nun um, verbinden Sie ihn mit der NutriBullet Power Base Basiseinheit und starten Sie den Extraktionsvorgang durch eine Drehung. Extrahieren Sie für 30 Sekunden. Geben Sie den Rest der festen Zutaten in den Behälter und drücken alles unter der MAX Linie zusammen. Füllen Sie dann den Behälter mit der jeweiligen Flüssigkeit auf. Schrauben Sie die NutriBullet™ Extraktor-Klingen an der Oberseite des Behälters an. Drehen Sie den Behältern nun um, verbinden Sie ihn mit der NutriBullet Power Base Basiseinheit und starten Sie den Extraktionsvorgang durch eine Drehung erneut. Extrahieren Sie all das Gute aus den Zutaten bis alles gleichmäßig flüssig ist (rund 20 Sekunden).

Öl-Chili-Kabeljau

Zeitaufwand: 35 Minuten
Nährwertangaben pro Portion:

Kcal: 570
Protein: 25g
Fett: 23g
Kohlenhydrate: 65g

Zutaten für 2 Portionen:
200g Filet vom Kabeljau, küchenfertig
180g Spaghetti
2 Bund Petersilie
3 Esslöffel Olivenöl
1 Knoblauchzehe
1 Chilischote
2 Tomaten
Salz, Pfeffer
Zubereitung:

1. Tomaten waschen und würfeln, Chili, Petersilie und Knoblauchzehe (ohne Schale) fein hacken. Spaghetti nach Anleitung kochen.
2. Kabeljau mit 3 Esslöffel Öl in einer Pfanne ca. 3 Minuten auf jeder Seite braten, mit Salz und Pfeffer würzen.
3. Die gewürfelten und gehackten Zutaten außer der Petersilie in die Pfanne geben und 3 Minuten dünsten.

4. Fertige Nudeln abschütten, dabei ca. 80ml des Wassers in die Pfanne geben und nochmals alles ca. 2 Minuten kochen.

5. Vor dem Servieren den Fisch in Stücke schneiden und mit der Petersilie garnieren.

Carpaccio Mit Mozzarella

Zutaten:

400g Rinderfilet

½ TL

220g Mozzarella

Zitronenschale

3EL Olivenöl

40g Rucola

3EL Balsamico

4EL Pinienkerne

Salz und Pfeffer

Zubereitung:

1.Rinderfilet auslegen und mit einem Küchenhammer s
ehr dünn schlagen.

2.   Den   Mozzarella in kleine Würfel schneiden,
auf den Filets verteilen und

Rucola und Zitronenschale ebenfalls draufgeben.

3.Mit Essig, Olivenöl, Salz
und Pfeffer würzen und mit Pinienkerne dekorieren.

Exotisch Scharfes Infused-Water

Zutaten:
1,5 l Wasser
100 g Mango
Ingwer ca. 1 cm dick
Eiswürfel

Zubereitung:

1.   1,5 l Wasser in eine Flasche geben. Die Mango putzen, von der Schale befreien, würfeln und gemeinsam mit dem geschälten Stück Ingwer zum Wasser hinzugeben. Alles kühl lagern und später mit Eiswürfeln genießen.

2.   Kleiner Tipp: Wer dieses Infused-Water sofort trinken möchte, kann statt einer frischen Mango auch zu TK-Mango greifen und die gefrorenen Mango-Stücke direkt in das Wasser geben. Das ersetzt die Eiswürfel und lässt das Wasser direkt fruchtig-kalt werden.

Quark Mit Apfel Und Zimt

Kalorien: 118 kcal | Eiweiß: 11,2 Gramm | Fett: 2 Gramm | Kohlenhydrate: 13,8 Gramm
Zutaten für eine Person:
100 Gramm Quark mit 10 % Fett | 1 kleiner Apfel | Saft einer halben Bio-Limette | 1 Messerspitze Zimt, gemahlen | Süßstoff, wenn nötig
Zubereitung:

Den Apfel schälen, entkernen und grob reiben. Mit dem Quark glatt rühren und mit Limettensaft und Zimt abschmecken. Nach Bedarf süßen. Wenn Sie den Quark mit einem EL Rosinen verfeinern möchten, hat dieses Frühstück 146,9 Kalorien.

Broccolicremesuppe Mit Croutons

ca. 180 Kalorien
Zubereitungszeit: ca. 12 Minuten

Zutaten:

200 g Broccoli
350 ml Gemüsebrühe
1 Prise Salz
Etwas Chilipulver
3 Esslöffel Sojasahne
ca. ½ Teelöffel Johannisbrotkernmehl (alternativ etwas Speisestärke)
½ Brötchen (weiß, ohne Körner)

Zubereitung:

1. Den Broccoli in grobe Würfel schneiden.

2. Die Gemüsebrühe aufkochen lassen, den Broccoli hinzufügen und ca. 10 Minuten garziehen lassen. Anschließend pürieren.

3. Mit Salz und Chilipulver abschmecken.

4. Die Sojasahne mit dem Johannisbrotkernmehl (alternativ Speisestärke) verquirlen und die Suppe damit andicken. Nochmals kurz aufkochen lassen.

5. Das halbe Brötchen knusprig toasten und in Würfel schneiden. Als Croutons zur Suppe servieren.

Hähnchenbrustfilet Mit Frischem Gemüse

200 kcal | 40g Eiweiß | 2g Fett

Zubereitungszeit: 30 Minuten

Portionen: 2

Zutaten:

- 300 g Hähnchenbrustfilet (2 á 150 g)
- 180 g Brokkoli
- 350 g kleine Champignons
- 6 Cherrytomaten
- **Thymian**
- 1 Prise Meersalz und Pfeffer
- 1 Spritzer Sonnenblumenöl

Zubereitung:

1. Wir nehmen die Brokkoliröschen vom Stiel, putzen die Champignons und entfernen die Stielenden.

2. Dann reiben wir die Hähnchenbrustfilets mit dem Salz, dem Pfeffer und dem Thymian ein.

3. Den Dampfeinsatz ölen wir dann mit dem Sonnenblumenöl ein und setzen ihn auf einen großen Topf mit Wasser. Jetzt den Brokkoli, die Champignons und die Hähnchenbrustfilets in den Dampfeinsatz legen, alles abdecken und für circa 15 bis 20 Minuten leicht dämpfen bei mittlerer Temperatur.

4. Die Tomaten geben wir nach rund 10 Minuten dazu und würzen alles noch einmal mit Salz und Pfeffer.

5. Nach dem Dämpfen richten wir dann alles auf den Tellern an.

Paprika-Kerbelsuppe

Nährwerte pro Portion

3 g Eiweiß - 5 g Fett - 10 g Kohlenhydrate
Zutaten für 5 Portionen

15 g Kerbel, frisch
100 g Zwiebeln, geschält
400 g Paprika rot
100 g Kartoffeln, vorwiegend festkochend, frisch, geschält
Pfeffer, gemahlen
25 ml Rapsöl
500 ml Gemüsebrühe
50 g Tomatenmark
10 g Zucker
Jodsalz

Zubereitung

1. Paprika, Kartoffeln und Zwiebeln schneiden. Paprika, Kartoffelwürfel und Zwiebeln in Öl dünsten, Tomatenmark dazugeben und dünsten, Brühe einfüllen und würzen.

2. Suppe 10 bis 12 Minuten kochen und dann pürieren. Kerbel hacken und unterrühren.

Gemüse-Bohnencurry Mit Krevetten

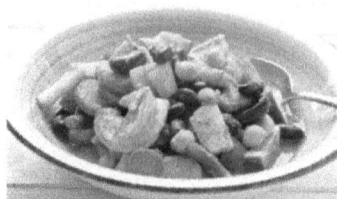

284 kcal

250 g frisches Gemüse nach Wahl (alternativ: TK-Wokgemüse)
1 Tomate, gewürfelt
1 Schalotte, gewürfelt
1 Knoblauchzehe, gehackt
1 TL Kokosöl (Ersatz: Rapsöl)
1 TL Currypulver
¼ TL Kreuzkümmel, ganz
100 ml Hühnerbrühe
50 g Weiße-, Rote Bohnen oder Kichererbsen (Konserve)
80 g Krevetten, roh
1 TL Tamarindenpaste, gebrauchsfertig (optional), Ersatz: Zitronensaft
1 EL Joghurt 3,5 % Fett
Salz, Pfeffer

Das Gemüse klein schneiden, in gleichmäßig große Stücke. In einer beschichteten Pfanne das Kokosöl erhitzen und die Schalottenwürfel mit dem Knoblauch und dem Gemüse anschwitzen. Die Tomatenwürfel dazugeben. Mit dem Currypulver bestäuben. Kreuzkümmel dazugeben und mit der Brühe ablöschen. Die Pfanne mit einem Deckel verschließen und das ganze so lange dünsten lassen, bis das Gemüse gar ist. Bei Bedarf nochmal etwas Wasser nachgießen. Die Krevetten mit Salz und Pfeffer würzen und in das heiße Curry legen. Mit den Bohnen bestreuen. Mit Deckel alles nochmals 5 Minuten dünsten lassen. Mit Tamarindenpaste, Salz und Pfeffer abschmecken. Zum Schluss den Joghurt darunter rühren und nicht mehr kochen lassen.

Lachs Mit Süßkartoffel Und Buntem Gemüse

Portionen: 1
Schwierigkeit: leicht
Vorbereitung: 30 Minuten
Zubereitung: 20 Minuten
Kalorien: 545

Zutaten:
110 g Lachs
1 EL Olivenöl
1 Mittelgroße Süßkartoffel
Zimt
1 Zucchini
1 gelbe Paprika
2 Möhren

Zubereitung:

Gemüse würfeln und dünsten, bis es gar ist.
Süßkartoffel in der Zwischenzeit weichkochen.
Lachs in einer leicht eingeölten Pfanne kurz von beiden Seiten anbraten und würzen.
Süßkartoffel mit Zimt bestreuen.

Schwarzbeere Energizer

Zutaten

40 Gramm Brokkoli Röschen
40 Gramm Mangold
90 Gramm Schwarzbeeren
120 Gramm geschnittene Tomaten
200 ml Mandelmilch (ungesüßt)
25 Gramm Molkeneiweiß
8 Gramm Leinsamen
Proteine 25g, Fett 8g, Kohlenhydrate 19g, Ballaststoffe 10g, 257 Kcal
Zubereitung

Geben Sie die Nüsse, Samen oder Kerne in den großen Behälter. Schrauben Sie die NutriBullet Extraktor-Klingen an der Oberseite des Behälters an. Drehen Sie den Behältern nun um, verbinden Sie ihn mit der NutriBullet Power Base Basiseinheit und starten Sie den Extraktionsvorgang durch eine Drehung. Extrahieren Sie für 30 Sekunden. Geben Sie den Rest der festen Zutaten in den Behälter und drücken alles unter der MAX Linie zusammen. Füllen Sie dann den Behälter mit der jeweiligen Flüssigkeit auf. Schrauben Sie die NutriBullet™ Extraktor-Klingen an der Oberseite des Behälters an. Drehen Sie den Behältern nun um, verbinden Sie ihn mit der NutriBullet Power Base Basiseinheit und starten Sie den Extraktionsvorgang durch eine Drehung erneut. Extrahieren Sie all das Gute aus den Zutaten bis alles gleichmäßig flüssig ist (rund 20 Sekunden).

Veggie-Tarte

Zeitaufwand: 30 Minuten
Nährwertangaben pro Portion:

Kcal: 380
Protein: 19g
Fett: 21g
Kohlenhydrate: 25g

Zutaten für 2 Portionen:
150g Kräuterquark
5g Butter
250g Kartoffeln
1 Bund Suppengrün
2 große Eier
Salz, Pfeffer, Oregano
Zubereitung:

1. Kartoffeln schälen und raspeln, Suppengrün waschen und kleinschneiden. Kartoffeln mit den verquirlten Eiern und dem Suppengrün vermengen.
2. Butter schmelzen, gemischte Kartoffeln hinzugeben und mit Salz, Pfeffer und Oregano abschmecken.
3. Bräter in den vorgeheizten Backofen bei 180 Grad (Umluft) ca. 25 Minuten stellen.

4. Quark als Dip servieren.

Lachs In Mandelkruste

Zutaten:
120g frisches Lachsfilet
Etwas Zitronensaft
2EL gemahlene
2EL Olivenöl

Mandeln
Salz und Pfeffer
1TL Paprikapulver
Zubereitung:

1. Den Backofen auf 200° vorheizen, den Lachs in einer Pfanne mit Olivenöl
gar braten und mit Salz und Pfeffer würzen.
2.
Die gemahlene Mandeln und das Paprikapulver dar über streuen und weiter
anbraten lassen.
3. Den Lachs in kleine Stücke schneiden, mit Zit ronensaft beträufeln und servieren

Erdnussbutter-Muffins

Portionen: 1 Portion
Zeitaufwand: 15 Minuten + Backzeit
Nährwertangaben: ca. 210 kcal pro Muffin

Zutaten:
120 g Mehl
50 g Butter
50 g Erdnussbutter
50 g Schokolade zartbitter
4 g Backpulver
1 TL Süßstoff flüssig
1 Ei

Zubereitung:

1.   Süßstoff, Ei und die geschmolzene Butter vermengen. Das Mehl dann zunächst mit Backpulver versieben und Erdnussbutter untermischen. Sowohl das Mehl- als auch das Buttergemisch nun miteinander vermengen und 40 ml kaltes Wasser dazu geben. Die Zartbitterschokolade klein raspeln und unter die Masse heben.

2.   Den Teig abschließend in eine Muffinform füllen und im Ofen bei 220°C für 20 Minuten backen. Wer es dekorativ mag, kann von der Schokolade auch etwas aufheben und die Muffins mit ein paar Splittern als Topping garnieren.

Gemüsegratin Mit Nudeln

ca. 195 Kalorien
Zubereitungszeit: ca. 30 Minuten

Zutaten:

200 g Zucchini
1 Paprikaschote
50 g kleine Nudeln, z.B. Suppennudeln
1 Dose Tomaten
Salz
Pfeffer
1 Esslöffel Pizzaschmelz

Zubereitung:

1. Zucchini und Paprika waschen und fein würfeln, mit Dosentomaten, Nudeln, Salz und Pfeffer in einer ofenfesten Form mischen.

2. Den Pizzaschmelz über den Auflauf streuen.

3. Im Backofen bei 200° C ca. 20-25 Minuten backen.

Curry Vom Huhn Mit Bohnen

390 kcal |33g Eiweiß | 25g Fett

Zubereitungszeit: 50 Minuten

Portionen: 4

Zutaten:

- 400 g Hähnchenbrustfilet
- 400 g grüne Bohnen
- 300 ml Kokosmilch
- 3 EL Olivenöl
- 3 TL grüne Currypaste
- 4 Frühlingszwiebeln
- 3 Schalotten
- 4 Knoblauchzehen
- **Limettensaft**

- Bund Petersilie
- 1 Prise Meersalz und Pfeffer

Zubereitung:

1. Wir schneiden das Hähnchenfleisch in kleine mundgerechte Stückchen. Auch die Bohnen werden geschnitten und zwar auf eine Länge von circa 3 cm.

2. Als Nächstes kochen wir die Bohnen für rund 10 Minuten in Salzwasser.

3.   Dann schälen wir die Schalotten und zerteilen diese in kleine Würfel. Nun befreien wir den Knoblauch von der Schale und hacken ihn grob. Dann schneiden wir die Frühlingszwiebeln in kleine feine Ringe. Die Limette halbieren wir und pressen sie aus. Danach bereiten wir die Petersilie vor und hacken auch diese klein.

4.   Wir geben das Öl in die Pfanne, bringen sie auf Temperatur und geben die Schalotten und die Hähnchenbrust hinein. Wir braten beides kurz an und geben dann auch schon die Currypaste dazu, die wir mir braten lassen. Jetzt kommt noch der Knoblauch dazu, noch einmal kurz ziehen lassen und schließlich löschen wir alles mit der Kokosmilch ab. Nun senken wir die Temperatur und lassen alles bei schwacher Hitze noch ein paar Minuten einkochen.

5.   Wir gießen die Bohnen ab und geben sie zu dem Curry in die Pfanne. Wir fügen den Limettensaft hinzu und rühren diesen sorgfältig ein. Jetzt schmecken wir das Curry noch mit Salz und Pfeffer und geben die Petersilie und die Frühlingszwiebeln hinzu. Wir mischen noch einmal alles gut durch und servieren schließlich das Curry in einer großen Schüssel oder Form.

Marokkanische Gemüsepfanne Mit Spiegelei

Kalorien: 336 / Portion

Zutaten:

- 1 TL Olivenöl
- 80 g Zucchini, in Scheiben
- 80 g rote Paprika, in Würfel
- 80 g gelbe Paprika, in Würfel
- 1 Schalotte, gewürfelt
- 1 Knoblauchzehe, gehackt
- 100 g gehackte Tomaten (Dose)
- 1 TL Tomatenmark
- 30 ml Gemüsebrühe
- ¼ TL Kreuzkümmel, gemahlen
- ¼ TL Chilipulver, mild
- 50 g Kichererbsen, abgetropft (Konserve)
- 2 Eier
- Salz, Pfeffer

Zubereitung:

1. Das Olivenöl erhitzen und das Gemüse mit den Schalotten Würfeln und dem Knoblauch hineingeben und anbraten. Die Tomaten, das Tomatenmark sowie die Gemüsebrühe dazugeben und mit Kreuzkümmel, Chilipulver, Salz und Pfeffer abschmecken.
2. Bei geschlossenem Deckel 10 Minuten dünsten lassen.

3.   Zum Schluss die Kichererbsen dazugeben und anschließend in eine feuerfeste Auflaufform umfüllen.

4.   Den Ofen auf 200 °C vorheizen.

5.   Die Eier aufschlagen und als Spiegeleier auf das Tomatenragout geben.

6.   Mit Alufolie abdecken und 10 – 15 Minuten im Ofen backen bis das Ei die gewünschte Konsistenz hat.

Lachsfilet Mit Kürbishaube, Dillkartoffeln, Möhrengemüse

Nährwerte pro Portion

582 kcal - 37 g Eiweiß - 29 g Fett - 38 g Kohlenhydrate

Zutaten für 5 Portionen

Lachsfilet mit Kürbishaube

50 g Gouda (45 % Fett i. Tr.)

100 g Porree

75 g Saure Sahne (10 % Fett)

75 g Zwiebeln, geschält

250 g Kürbis, frisch

15 ml Rapsöl

Jodsalz

Pfeffer, gemahlen

3 g Zitronenschale, Abrieb

3 g Maisstärke

750 g Lachsfilet, aufgetaut

25 ml Zitronensaft

Möhrengemüse

400 g Porree

600 g Möhren

15 ml Rapsöl

50 ml Gemüsebrühe

Dillkartoffeln

750 g Kartoffeln, vorwiegend festkochend, frisch, geschält

5 g Dill

Zubereitung

1. Schneiden Sie die Zwiebeln in feine Würfel und schneiden Sie den Lauch in halbe Ringe. Den Kürbis grob raspeln. Öl in einem Topf erhitzen, Zwiebelwürfel und Lauchringe darin anbraten. Den geriebenen Kürbis dazugeben und ca. 5 Minuten kochen lassen. Mit Salz, Pfeffer und Zitronenschalenabrieb abschmecken und abkühlen lassen. Dann mit saurer Sahne, geriebenem Gouda und Stärke mischen. Lachsfilets putzen, säuern, salzen, pfeffern und in eine ofenfeste Form geben. Mit der Kürbismasse bestreichen. Im Ofen bei ca. 160 °C für ca. 20 Minuten backen.

2. Kartoffeln kochen. Mit Dill bestreut servieren.

3. Das Öl für das Gemüse in einem Topf erhitzen. Die Lauchringe darin anbraten, die Karottenscheiben dazugeben und kurz anbraten. Gießen Sie ein wenig Gemüsebrühe ein und kochen Sie das Gemüse, bis es bissfest ist. Mit Salz und Pfeffer würzen.

Gegrillter Thunfisch Mit Pfannengemüse

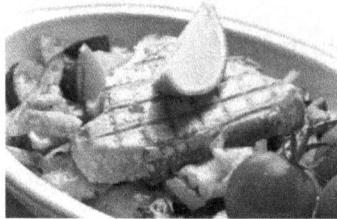

298 kcal

125 g Thunfischsteak

1 TL Olivenöl

350 g Gemüse (Zucchini, Aubergine, Paprika, Weisskohl)

1 EL Schalotte, gehackt

1 Knoblauchzehe, zerdrückt

1 Zweig Rosmarin

30 g Kirschtomaten, halbiert

1 EL Thai Chili-Knoblauchsauce (Sriracha)

½ Limone

Salz, Pfeffer

Das Thunfischsteak mit etwas Olivenöl einpinseln und mit Salz und Pfeffer würzen. In einer beschichteten Pfanne das restliche Olivenöl erhitzen und die Gemüse mit den Schalotten anbraten.

Mit Salz und Pfeffer würzen. Knoblauch, Rosmarin und Kirschtomaten dazugeben und 7 Minuten mit Deckel bei mittlerer Temperatur weiterbraten. Bei Bedarf wenig Wasser dazugeben. Das Thunfischsteak in einer Grillpfanne von jeder Seite eine Minute grillen. Mit der Chilisauce servieren. Nach Wunsch mit Limonensaft beträufeln.

Tipp! Sie können den Thunfisch auch in einer beschichteten Pfanne braten.

Dorsch Auf Mediterrane Art

Portionen: 2
Schwierigkeit: leicht
Vorbereitung: 10 Minuten
Zubereitung: 25 Minuten
Kalorien: 195/ Person

Zutaten:
250 g Dorschfilet
1 Aubergine
60 g Sellerieknolle
2 Pastinaken
1 rote Paprika
2 EL Sonnenblumenöl
Basilikum
Salz und Pfeffer

Zubereitung:

Den Dorsch der Länge nach halbieren.

Die Aubergine in kleine Stücke schneiden, die Sellerieknolle und die Pastinaken in kleine Würfelchen schneiden, die Paprika ebenfalls würfeln und Basilikum fein hacken.

Das Sonnenblumenöl in der Pfanne erwärmen und Gemüse anbraten und würzen, danach Gemüse der Pfanne entnehmen und den Dorsch in die Pfanne geben, würzen, und beidseitig kurz anbraten.

Gemüse zum Fisch zusammen in die Pfanne geben und heiß werden lassen.

Zum Schluss Basilikum über alles geben.

Rucola Und Spinat Wirbel

Zutaten

40 Gramm Rucola/Arugura Salat
40 Gramm Spinat
90 Gramm Schwarzbeeren
90 Gramm geschnittene Karotten
200 ml Mandelmilch (ungesüßt)
25 Gramm Erbsen-Protein
4 Gramm Sesamkerne geschält
Proteine 24g, Fett 6g, Kohlenhydrate 21g, Ballaststoffe 7g, 255 Kcal
Zubereitung

Geben Sie die Nüsse, Samen oder Kerne in den großen Behälter. Schrauben Sie die NutriBullet Extraktor-Klingen an der Oberseite des Behälters an. Drehen Sie den Behältern nun um, verbinden Sie ihn mit der NutriBullet Power Base Basiseinheit und starten Sie den Extraktionsvorgang durch eine Drehung. Extrahieren Sie für 30 Sekunden. Geben Sie den Rest der festen Zutaten in den Behälter und drücken alles unter der MAX Linie zusammen. Füllen Sie dann den Behälter mit der jeweiligen Flüssigkeit auf. Schrauben Sie die NutriBullet™ Extraktor-Klingen an der Oberseite des Behälters an. Drehen Sie den Behältern nun um, verbinden Sie ihn mit der NutriBullet Power Base Basiseinheit und starten Sie den Extraktionsvorgang durch eine Drehung erneut. Extrahieren Sie all das Gute aus den Zutaten bis alles gleichmäßig flüssig ist (rund 20 Sekunden).

Tofu Italiano

Zeitaufwand: 30 Minuten
Nährwertangaben pro Portion:

Kcal: 385
Protein: 21g
Fett: 10g
Kohlenhydrate: 52g

Zutaten für 2 Portionen:
200g Tofu, gehackt
½ Zucchini
1 Tomate
1 Zwiebel, geschält und gewürfelt
1 Knoblauchzehe, geschält und gehackt
100ml Gemüsebrühe
150g Champignons
1 Teelöffel Tomatenmark
100g Perlgraupen
etwas Sonnenblumenöl
Salz, Pfeffer
Zubereitung:

1. Perlgraupen nach Anleitung in Salzwasser garen.
2. Tofu in etwas Öl anbraten, Zwiebelwürfel, Tomatenmark und Knoblauch dazugeben. Mit der Gemüsebrühe ablöschen.
3. Zucchini würfeln und gewaschene, kleingeschnittene Tomaten hinzugeben. 8 Minuten köcheln.

4. Champignons in kleine Scheiben schneiden und hinzugeben, weitere 8 Minuten kochen und dann mit den Perlgraupen servieren. Nochmals mit Pfeffer und Salz abschmecken.

Spinatküchlein

Zutaten:
300g Spinat (frisch)
1EL Milch
4 Eier
1EL Schmand
150g Mozzarella
Salz und Pfeffer
250g Champignons
Olivenöl zum
125ml Wasser
Zubereitung:

1.   Backofen auf 180 Grad vorheizen,   die Pilze putzen und in Scheiben schneiden.
2. Den Spinat putzen, das Öl in einer Pfanne erhitzen, die Pilzscheiben darin etwa 8 Minuten anbraten und anschließend zur Seite stellen.
3.
Wasser und Spinat in die Pfanne geben und etwa 4 Min uten köcheln lassen.
4.
In einer großen Schüssel Eier, Pilze, Käse, Spinat, Sc hmand und Milch gut
vermischen und mit Salz und Pfeffer würzen.
5.
Die Masse in Muffinförmchen geben und etwa 20 bis 25 Minuten im
vorgeheizten Backofen backen.

Spargelsalat Mit Himbeeren

Kalorien: 79,8 kcal | Eiweiß: 2,4 Gramm | Fett: 5,4 Gramm | Kohlenhydrate: 4,8 Gramm

Zutaten für eine Person:

100 Gramm Spargel, grün | 1 TL Olivenöl | 1 EL Himbeeressig | Salz und Pfeffer | 1/2 Schalotte | 1/2 TL Rosmarin, fein gehackt | 10 Himbeeren, frisch oder TK | etwas Abrieb einer unbehandelten Bio-Orange zum Bestreuen

Zubereitung:

Den Spargel putzen, der Länge nach halbieren und in etwa 2 cm große Stücke schneiden. Diese im Olivenöl für drei Minuten bei mittlerer Hitze anbraten. Mit dem Himbeeressig ablöschen und auskühlen lassen. Die Schalotte fein hacken und mit dem Rosmarin und den Himbeeren vermengen. Den Spargel untermischen, mit Salz und Pfeffer abschmecken, anrichten und mit dem Abrieb der Orange aromatisieren.

Gnocchi-Auflauf

ca. 195 Kalorien
Zubereitungszeit: ca. 17 Minuten

Zutaten:

125 g frische Gnocchi (aus dem Kühleregal)
½ Dose Tomaten in Stücken
1 Prise Salz
Etwas Pfeffer
1 Esslöffel Pizzaschmelz

Zubereitung:

1. Die Gnocchi in einer ofenfesten kleinen Schüssel mit den Tomaten mischen.
2. Mit Salz und Pfeffer abschmecken.
3. Mit dem Pizzaschmelz bestreuen und im Ofen überbacken: bei 220° C ca. 15 Minuten auf der obersten Einschubleiste.

Walnuss-Basilikum-Pesto

170 kcal |4g Eiweiß | 18g Fett

Zubereitungszeit: 10 Minuten

Portionen: 10

Zutaten:

- 120 g Basilikum, frisch
- 150 ml Olivenöl
- 80 g Walnusskerne
- 80 g Parmesan
- 2 Knoblauchzehen
- 1 Prise Meersalz und Pfeffer

Zubereitung:

1. Wir zupfen die Basilikumblätter vom Stiel und hacken diese grob.

2. Die Walnüsse rösten wir ohne weitere Fettzugabe bei niedriger Temperatur für Minuten in der Pfanne. Zwischendurch wenden wir immer mal wieder die Nüsse.

3. Als Nächsten reiben wir den Parmesan grob und schälen den Knoblauch, den wir in feine Scheiben schneiden.

4. Dann geben wir den Parmesan, die Walnüsse, den Knoblauch, das Basilikum und das Öl in einen Becher und pürieren das ganze mit einem Stabmixer bis eine feine Pasta entsteht.

5.   Das Pesto würzen wir dann nur noch mit Salz und Pfeffer und vermengen es noch einmal kräftig. Anschließend ist das Pesto verzehrfertig und kann auch für längere Zeit im Kühlschrank verwahrt werden.

6.   Nun geben wir den Fisch mit den Schalotten, den Kräutern, dem Ingwer und dem Ei in eine Schüssel und vermengen alles miteinander. Nun schälen wir den Knoblauch noch und pressen ihn über die anderen Zutaten.

7.   Mit dem Zitronensaft, Salz und Pfeffer würden wir die Fischmischung und kneten alles ordentlich durch.

8.   Nun formen wir aus der Fischmischung die einzelnen Frikadellen. Wir geben Öl in die Pfanne und braten die Fischfrikadellen in dem heißen Öl pro Seite jeweils für zwei bis drei Minuten. Dann geben wir die Butter hinzu und braten die Fischfrikadellen noch einmal jeweils 2 Minuten pro Seite.

9.   Anschließend können die Fischfrikadellen auf einem Teller angerichtet werden.

Gebratener Seeteufel Mit Linsencurry

Kalorien: 327 / Portion

Zutaten:

- 125 g Seeteufel ohne Haut (Ersatz: Pengasius Filet)
- 2 TL Rapsöl
- 1 Schalotte, gehackt
- Etwas frischer Ingwer, gerieben
- 1 Knoblauchzehe, durchgepresst
- ¼ TL gemahlener Kreuzkümmel
- ¼ TL gemahlene Kurkuma
- Prise Chilipulver
- 50 g rote Linsen
- 125 ml Gemüsebrühe
- Salz, Pfeffer
- Glatte Petersilie, gehackt
- Zitronensaft zum Abschmecken
- 1 EL Joghurt 1,5 % Fett

Zubereitung:

1. Den Seeteufel mit Salz und Pfeffer würzen und mit etwas Rapsöl bepinseln.
2. 1 TL Rapsöl in einer Pfanne erhitzen und die Schalotten Würfel sowie die Gewürze darin anschwitzen.
3. Die Linsen dazugeben und mit der Brühe ablöschen. Alles 15-20 Minuten köcheln lassen, bis die Linsen weich sind.

4. Den Seeteufel von jeder Seite einige Minuten braten und zusammen mit den Linsen und dem Joghurt servieren.

Hauptspeisen – Geflügel

Putengeschnetzeltes mit Erbsen-Möhren-Mais-Gemüse
und Basilikumnudeln
Nährwerte pro Portion

503 kcal - 59 g Eiweiß - 10 g Fett - 91 g Kohlenhydrate
Zutaten für 5 Portionen

Putengeschnetzeltes mit Erbsen-Möhren-Mais-Gemüse
150 g Mais/Zuckermais
10 ml Sojasoße, dunkel
250 g Erbsen
250 g Möhren
Petersilie
20 ml Rapsöl
600 g Putenbrust, aufgetaut, roh
Pfeffer, gemahlen
500 ml Gemüsebrühe
Pfeffer, gemahlen
Zucker
8 g Maisstärke
100 g Frühlings-/Lauchzwiebeln, frisch

Basilikumnudeln
5 g Basilikum
375 g Vollkornnudeln
5 ml Rapsöl

Zubereitung

1. Putenbrust putzen und in Würfel schneiden. Öl erhitzen, Putenbrustwürfel anbraten, mit Salz und Pfeffer würzen. Gießen Sie die Brühe darauf.

2. Karotten und Frühlingszwiebeln schneiden. Fügen Sie das Gemüse hinzu und schmoren Sie alles, bis es bissfest ist. Mit Sojasauce, Salz, Pfeffer und einer Prise Zucker würzen. Mit Stärke binden. Petersilie und Frühlingszwiebelringe vor dem Servieren unterrühren.

3. Die Bandnudeln in Salzwasser kochen, abtropfen lassen und mit dem Öl mischen. Vor dem Servieren mit Basilikum mischen.

Gefüllte Zucchini Mit Quinoa

335 kcal

25 g Quinoa, bunt
1 Zucchini (ca. 200 g)
100 g Gemüsestreifen (z.B. Karotte, Sellerie, Lauch)
1 TL Cranberries, getrocknet
½ EL Olivenöl
2 EL Magerquark
1 EL gehackte Petersilie
20 g Parmesankäse, gerieben
100 ml Tomatensauce (Fertigprodukt)
Salz, Pfeffer, orientalische Gewürzmischung

Quinoa nach Packungsvorschrift garen. Die Zucchini längs halbieren und in Salzwasser 4 Minuten blanchieren. Kurz abkühlen lassen, dann das innere Fruchtfleisch ein wenig herausschaben und grob hacken.

Eine kleine Auflaufform mit etwas Olivenöl auspinseln.

Die Gemüsestreifen und das Zucchini-Fruchtfleisch in einer beschichteten Pfanne mit dem Olivenöl anbraten, mit Salz, Pfeffer und der orientalischen Gewürzmischung würzen. Alles mit dem Quinoa, den Cranberries, der Petersilie und dem Magerquark vermengen. Die Zucchini damit füllen. Mit dem Käse bestreuen. In der Auflaufform 25 Minuten bei 180°C backen. Mit der erwärmten Tomatensauce anrichten.

Pizzaboden Aus Blumenkohl

Portionen: 1
Schwierigkeit: leicht
Vorbereitung: 35 Minuten + Belag
Zubereitung: ca. 40 Minuten
Kalorien: 312/ Pizzaboden + Belag

Zutaten:
Für den Boden:
250 g Blumenkohlröschen
2 Eier
50 g geriebener Käse
1-2 Knoblauchzehen
1 TL italienische Kräuter
Pfeffer und Salz
Belag: Nach Wunsch, z. B. Tomaten, Pilze und Käse

Zubereitung:

Backofen vorheizen auf 230°C Ober- und Unterhitze.
Blumenkohlröschen mit Käsereibe fein reiben und ca. 8
Minuten ohne Wasser garen.
Der Blumenkohl mit Ei und Käse zu einem Brei rühre.
Die Italienische Kräuter mit dem Knoblauch zugeben,
würzen, und noch einmal ordentlich durchmischen.
Backblech mit Backpapier auslegen, den Tag darauf mit
einer Dicke von maximal 1 cm verteilen.
Etwa 12 Minuten bei 220°C Ober- und Unterhitze
backen.

Backblech aus dem Ofen nehmen, Pizza nach Belieben belegen. Käse obendrauf.
Pizza für weitere 8-10 Minuten im Ofen backen.

Nektarine Und Karrte Verlockung

Zutaten

40 Gramm Rucola/Arugura Salat
40 Gramm Spinat
90 Gramm Nektarinenstücke
90 Gramm geschnittene Karotten
200 ml Mandelmilch (ungesüßt)
25 Gramm Reis-Protein
7 Gramm Walnüsse
Proteine 25g, Fett 8g, Kohlenhydrate 18g, Ballaststoffe 7g, 256 Kcal
Zubereitung

Geben Sie die Nüsse, Samen oder Kerne in den großen Behälter. Schrauben Sie die NutriBullet Extraktor-Klingen an der Oberseite des Behälters an. Drehen Sie den Behältern nun um, verbinden Sie ihn mit der NutriBullet Power Base Basiseinheit und starten Sie den Extraktionsvorgang durch eine Drehung. Extrahieren Sie für 30 Sekunden. Geben Sie den Rest der festen Zutaten in den Behälter und drücken alles unter der MAX Linie zusammen. Füllen Sie dann den Behälter mit der jeweiligen Flüssigkeit auf. Schrauben Sie die NutriBullet™ Extraktor-Klingen an der Oberseite des Behälters an. Drehen Sie den Behältern nun um, verbinden Sie ihn mit der NutriBullet Power Base Basiseinheit und starten Sie den Extraktionsvorgang durch eine Drehung erneut. Extrahieren Sie all das Gute aus den Zutaten bis alles gleichmäßig flüssig ist (rund 20 Sekunden).

Pikante Krautsuppe

Kalorien: 85,2 kcal | Eiweiß: 2,5 Gramm | Fett: 5,7 Gramm | Kohlenhydrate: 5,4 Gramm
Zutaten für eine Person:
1/4 Zwiebel | 1 Knoblauchzehe | 1/2 TL Olivenöl | 1/2 TL Tomatenmark | 1 Messerspitze Paprika, gemahlen, scharf | 1 EL Apfelessig, naturtrüb | 200 ml Gemüsebrühe | 40 Gramm Weißkraut | 1 Prise Kümmel, gemahlen | etwas Majoran, getrocknet | Salz und Pfeffer
Zubereitung:

Zwiebel und Knoblauch klein schneiden und im Olivenöl scharf anrösten. Das Tomatenmark und das Paprikapulver hinzugeben und kurz mitrösten. Mit dem naturtrüben Apfelessig ablöschen, kurz verdampfen lassen und mit der Brühe aufgießen. Das Weißkraut klein schneiden, hinzugeben und für 15 Minuten mitkochen. Mit Kümmel, Majoran, Salz und Pfeffer würzen.

Diese kalorienarme Suppe eignet sich immer hervorragend, wenn sich starker Appetit anmeldet. Sie gilt als Schlankmacher und Wunderwaffe für eine gute Figur.

Kirschjoghurt mit Mandelblättchen

ca. 125 Kalorien
Zubereitungszeit: ca. 3 Minuten

Zutaten:

130 g Sauerkirschen ohne Zucker (z.B. frisch oder TK)
1 Prise Zimt (nach Belieben)
Etwas Süßstoff
5 Esslöffel Sojajoghurt
2 Teelöffel Mandelblättchen

Zubereitung:

1. Die Kirschen mit Zimt (nach Belieben) und Süßstoff abschmecken.
2. Den Sojajoghurt hinzugeben und dekorativ verstrudeln.
3. Die Mandelblättchen anrösten (z.B. fettfrei in einer Pfanne oder in der Mikrowelle bei 800 Watt ca. 1 Minute) und über den Joghurt streuen.

Apfel-Tomaten-Gurkensalat

105 kcal |4g Eiweiß | 2g Fett

Zubereitungszeit: 10 Minuten

Portionen: 2

Zutaten:

- 250 g kleine Tomaten
- 250 g Gurke
- 250 g Apfel
- 1 halbe rote Zwiebel
- **Petersilie**
- **Zitronensaft**
- 1 Prise Meersalz und Pfeffer

Zubereitung:

1. Zuerst schneiden wir die Gurke und die Tomaten in kleine Stücke. Dann vierteln wir die Äpfel, entfernen das Gehäuse und fertigen ebenfalls kleine Stücke an.

2. Jetzt schälen wir die Zwiebel und würfeln sie.

3. Die Petersilie zupfen wir vom Stiel und hacken sie fein.

4. Wir geben alles in eine Salatschüssel, geben noch den Saft einer halben Zitrone dazu und mischen den Salat gut durch. Noch eine Prise Salz und Pfeffer dazu und dann richten wir unseren Salat an.

9 781774 850480